Professor Dr. med. H.-J. Holtmeier

Ernährung des alternden Menschen

Mit Schonkostempfehlungen und 226 Menüvorschlägen

5., unveränderte Auflage
24 Abbildungen, 29 Tabellen

Georg Thieme Verlag Stuttgart · New York 1987

Professor Dr. med. H.-J. Holtmeier

Geschäftsführender Direktor des Institutes
für Ernährungslehre der Universität Hohenheim
Prof. (Innere Medizin) an der Universität Freiburg i.Br.
Facharzt für Innere Medizin

CIP-Kurztitelaufnahme der Deutschen Bibliothek

Holtmeier, Hans-Jürgen:
Ernährung des alternden Menschen : mit
Schonkostempfehlungen u. 226 Menüvorschlägen /
H.-J. Holtmeier. – 5., unveränd. Aufl. –
Stuttgart ; New York : Thieme, 1987.
(Thieme, ärztlicher Rat)

1. Auflage 1968
2. Auflage 1970
3. Auflage 1979
4. Auflage 1982

Umschlagfoto: Chris Meier, Stuttgart

Printed in Germany – Satz: Einhorn-Druck, Schwäbisch Gmünd.
Druck: Gutmann & Co., Heilbronn

ISBN 3-13-352805-X

Vorwort

Die Ernährung des alternden Menschen hat ohne Zweifel weiter an Bedeutung gewonnen, weil die Zahl der älteren Menschen durch Zunahme der Lebenserwartungen stark zugenommen hat. Fast 1/3 der Bevölkerung zählt aus ernährungsphysiologischer Sicht zu jener Gruppe, welche die Regeln der Ernährung des alternden Menschen ab dem 50. Lebensjahr zu beachten haben. Wegen des ständig sinkenden Kalorien- und Nahrungsbedarfs im Alter spielen hier heute Gefahren der Fehlernährung eine große Rolle. Auch die fortschreitende Technik und ihre möglichen nachteiligen Einflüsse auf die Nahrungsherstellung sind bedeutsam. Das Büchlein erschien zum erstenmal 1968, als ich noch Leiter der Abteilung Ernährungsphysiologie an der Freiburger medizinischen Universitätsklinik war. 1960 hatte ich unter Prof. Dr. Dr. h. c. Ludwig Heilmeyer die erste Abteilung dieser Art an einer deutschen Universitätsklinik gegründet, in einer Zeit, in der nur sehr wenige medizinische Wissenschaftler der Ernährung eine bedeutsame Rolle zuerkannten. Die medizinischen Wissenschaften befaßten sich mit den ihr gebotenen naturwissenschaftlichen Methoden vor allem mit den Stoffwechselvorgängen und ihrer Aufklärung, aber nur ungenügend mit der Nahrungszufuhr. Auch heute noch besitzt die Erforschung der Nahrungszufuhr, ihre Aufnahme im Darm, vor allem aber die vielfältigen Störmöglichkeiten von Aufnahmevorgängen eine unverständliche und unterbewertete Rolle. Vorgänge, die beim Tier weitgehend geklärt sind, werden beim Menschen kaum beachtet. Man geht einfach tabellarisch davon aus, daß eine bestimmte Menge von Vitaminen oder Mineralien in den Körper gelangen, wenn man den Mittelwert aus einer Nahrungsmenge berechnet. Daß hierbei eine Vielzahl von Einflüssen, wie der Antagonismus von Stoffen untereinander, diese Prozesse negativ beeinflussen können, daß Konservierungsmittel und chemische Zusätze dabei bedeutsam sind, findet kaum Beachtung. Klare Aspekte bezüglich der Häufung von Herzinfarkt in den skandinavischen Ländern, in denen ungewöhnliche hohe Kalziumzufuhren und der Mangel des Antagonisten in der Nahrung an Mg festzustellen sind, und die Beobachtung, daß je nach Nahrungsart und -zufuhr in den Ländern der Welt sehr unterschiedliche Krankheiten zu beobachten sind, sollte uns nachdenklicher stimmen.

Ich übersehe als Internist heute 25 Jahre an den Universitäten die vielfältigen Änderungen über Anschauungen in der Ernährungslehre. In dieser Zeit habe ich gelernt, daß alle extremen Deutungen und Empfehlungen auf lange Sicht nicht Bestand gehabt haben. Weder die überhöhte Fettzufuhr noch die überhöhte Eiweißzufuhr noch andere Einseitigkeiten bilden das Rezept, ein hohes Alter gesund zu erreichen, sondern alleine die Mäßigkeit in allen Dingen und die ausgeglichene Zufuhr aller Nährwertträger. Kein Wissenschaftsgebiet neigt leider so sehr zum Sektierertum wie das der Ernährung. Die mageren Ernährungszeiten des letzten Weltkrieges und die ersten Jahre danach haben zahllosen Menschen ein weiteres Lebensjahrzehnt geschenkt. Krankheiten wie erhöhter Blutdruck, Herzinfarkte oder Zuckerkrankheit waren eine Rarität und stiegen epidemisch an, als Wohlstand, Bewegungsmangel, Übergewicht und Fehlernährung einsetzten.

Mit großer Mühewaltung wurde in dieser Auflage auch das gesamte Tabellenmaterial überarbeitet und auf den neuesten Stand gebracht. Es wurden in allen Tagesmenüarten neu ihre Inhaltsstoffe ermittelt, so daß man jetzt Durchschnittswerte für alle Nährwertträger, viele Vitamine, Mineralien und Spurenelemente nennen kann, die einen genaueren Einblick in die Art und Weise der Ernährung des Menschen ermöglichen. Hierdurch werden Hinweise geliefert, welche einzelnen Inhaltsstoffe von Bedeutung sein können.

Für ihre Hilfe danke ich meinen Diätassistentinnen Fräulein *G. Lange* und *R. Scheu* sowie der Dipl. Troph. *I. Röttger* in unserer Abteilung. Dank gilt dem G. Thieme Verlag für die saubere Drucklegung. Möge das Buch dem alternden Menschen Nutzen bringen.

Sommer 1978 H.-J. HOLTMEIER

Aus dem Vorwort zur ersten Auflage

Die Bedeutung der Ernährung für den *alternden* Menschen ist in den vergangenen Jahrzehnten vielfach unterschätzt worden. Bereits vor 25 Jahren lagen fast 1500 wissenschaftliche Veröffentlichungen zu diesem Thema vor, in denen die Meinungen weit auseinandergingen. Ich meine aber, daß *es ebenso wenig eines Beweises bedarf, daß richtige Ernährung für Gesundheit und langes Leben in allen Lebensjahren von Bedeutung ist, als daß eine bestimmte Ordnung und Zweckmäßigkeit notwendig ist.* In der *hippokratischen Medizin* verstand man unter *„Diät"* mehr als nur Regeln der gesunden Ernährung oder spezielle Anweisungen für Kranke. Zu ihr gehörten alle *Maßnahmen der gesunden Lebensweise* wie Sport, Bäder, Erholung usw., vor allem aber *Maßhalten in allen Dingen des Lebens* als wichtigste Voraussetzung, ein gesundes und langes Leben zu erlangen. Die Grundsätze der Ernährung des gesunden und alternden Menschen sind heute so umfangreich erforscht und erprobt, daß sie hinreichend Geltung besitzen und es bei gutem Willen nicht schwerfallen sollte, sie durchzuführen.
Aber gerade hier bestehen große Schwierigkeiten, die einer Verwirklichung ärztlicher Erkenntnisse oft entgegenstehen. Die Methoden der Ernährung werden oft mit großem Eifer und Fanatismus verteidigt, und es wird verkannt, daß die *Ernährungswissenschaften* mit einen der wichtigsten Wissenschaftszweige der Medizin darstellen.
Im Zwiespalt der Meinungen *kann und muß allein der Arzt entscheiden,* welche Ernährungsweise die richtige und beste ist. Er allein verfügt über Fachkenntnisse über eine zweckmäßige Ernährung und die Möglichkeit der individuellen Betreuung Gesunder und Kranker.

Freiburg/Br., im März 1968 HANS-JÜRGEN HOLTMEIER

Inhaltsverzeichnis

Vorwort III

Einführung 1

Geschichte der Ernährungstherapie 3

Altersaufbau und Lebenserwartung 7

Einfluß der modernen Medizin auf das Vorkommen von Krankheiten im Alter 11

Krankheiten in der Welt 12
Krankheiten im Alter 18
Altersschwäche 18
Krebs 20
Zuckerkrankheit 21
Bluthochdruck 26
Herzinfarkt 32
Hirnblutungen 35
Übergewicht 38
Die häufigsten Todesursachen im Alter 39

Änderung der Ernährungs- und Lebensweise im Industriezeitalter 43

Körperliche Bewegung des alternden Menschen 48

Zusammenfassung 50

Die Verdauung 51

Der Mund 51
Die Speiseröhre 52
Der Magen 52
Die Verstopfung (Obstipation) 55
Abführmittel 56
Dünndarmmittel 56
Dickdarm-Abführmittel 56
Nebenwirkungen von Abführmitteln 58

Nahrungs- und Kalorienbedarf des alternden Menschen 59

Grundumsatz und Kalorienbedarf 59
Das ideale Körpergewicht in verschiedenen Altersklassen 62
Abmagerungsdiät beim alternden Menschen 62

Ernährung des alternden Menschen 67

Ernährungsempfehlungen in jüngeren Lebensjahren
(ca. 30.–55. Lebensjahr) 71
Eiweiß 71
Salz- und Flüssigkeitszufuhr 92
Anweisungen zur Einnahme der Mahlzeiten 94
Moderne Kochgeräte 95
Spezielle Ernährungsanweisungen im höheren Alter 96
Wichtiges in Schlagzeilen für die Ernährung im höheren Alter 100

Kostvorschläge (gesunde Ernährung) für den alternden Menschen 103

Tagesmenükarten (Vollkost) 103

A) 2400 Kal./Tag 103
B) 2200 Kal./Tag 113
C) 1900 Kal./Tag 123

Schonkost- und Diätempfehlungen für den alternden Menschen 134

Diätschema für Magen-Darm-Schonkost 135
Diätschema für eine Leber- und Gallenschonkost 138
Die „kochsalz- bzw. natriumarme“ Kost 142
Diätschema bei Gicht 147
Diätschema bei fieberhaften Krankheiten 149
Akut fieberhafte Krankheiten 149
Diät bei anhaltendem Fieber 150

Zusammenfassung 151

Allgemeines 151

Literatur 163

Sachverzeichnis 165

Einführung

Das größte Geheimnis unser Leben zu verlängern besteht in der Mäßigkeit. Gerade diese Eigenschaft besitzen wir am wenigsten.

Mit fortschreitender Kultur, insbesondere aber moderner Zivilisation und Industrialisierung hat die Sorge um eine zweckmäßige Ernährung keineswegs abgenommen. Unter dem Einfluß moderner Medikamente, fortschrittlicher Hygiene und auf Grund des sozialen Fortschritts sind die Lebenserwartungen in wenigen Jahrzehnten angestiegen und haben die Ernährungswissenschaften vor bedeutende Probleme gestellt. Die *Mehrzahl der älteren Leute stirbt heute an ernäh-*

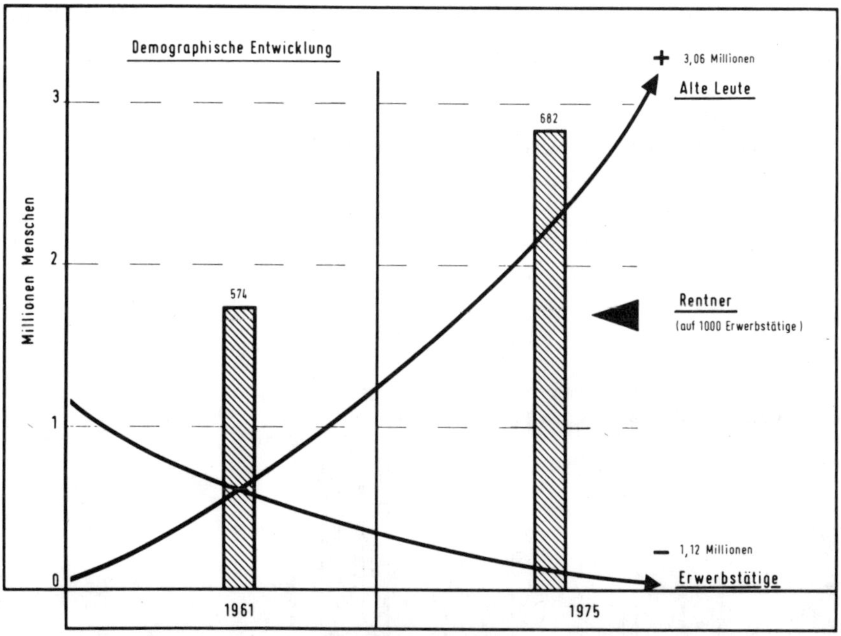

Abb. 1 zeigt die ***demographische Entwicklung*** in Deutschland nach G. WOLLNY. Bis 1975 ist die Zahl der ***Rentner*** von 574 auf 682 (auf 1000 Erwerbstätige) gestiegen. Die Zahl der ***alten Menschen*** ist um + 3,06 Millionen angestiegen, aber die der ***Erwerbstätigen um 1,12 Millionen gesunken.*** Die sozialen Belastungen erhöhen sich hierdurch zunehmend und stellen Bund und Länder vor die Frage, ob auch weiterhin die Pensionsgrenze von 65 Jahren auch für diejenigen Menschen eingehalten werden sollte, die weiterhin leistungsfähig und arbeitswillig sind.

rungsabhängigen Erkrankungen, welche an der Spitze aller Todesstatistiken stehen. Solchen Gefahren können wir wesentlich durch frühzeitige Aufklärung der Bevölkerung und Befolgung ärztlicher Ratschläge über eine gesunde Ernährung bereits in *jüngeren Jahren* begegnen. Heute gibt es in Deutschland sehr viel mehr Menschen im Alter von mehr als 65 Jahren wie Mitte des vergangenen Jahrhunderts. Bis 1975 hat die Zahl der alten Menschen um 3,06 Millionen zu-, die Zahl der Erwerbstätigen um 1,12 Millionen abgenommen. Während 1961 auf 1000 Erwerbstätige noch 574 zu unterhaltende Personen entfielen, sind es 1975 bereits 682 Personen geworden. Die Verschiebung dieser Relationen stellt Bund und Länder vor folgenschwere sozialpolitische Probleme (Abb. 1, 2 und Tab. 1). Infolge der Änderung unserer gesamten Lebensweise und Arbeitsbedingungen in unserem Jahrhundert durch Industrialisierung und Wohlstand gehört die *Beachtung von Regeln der gesunden Ernährung* mit zu den wichtigsten prophylaktischen Maßnahmen, vorzeitigen Alterungsvorgängen zu begegnen. Sind erst einmal degenerative Altersveränderungen eingetreten, vermögen diätetische Maßnahmen nur noch wenig zu ändern.

Die Ernährung des alternden Menschen hat somit *zwei wichtige Faktoren* zu berücksichtigen:

A. *Die Prophylaxe* d. h. *Beachtung Regeln gesunder Ernährung* bereits in jüngeren Jahren, um dem Auftreten degenerativer ernährungsabhängiger Krankheiten im Alter vorzubeugen und der

B. *Beachtung des geänderten Nährstoffbedarfs im höheren Alter* (Umstellung der Ernährung zwischen 50–60 Jahren).

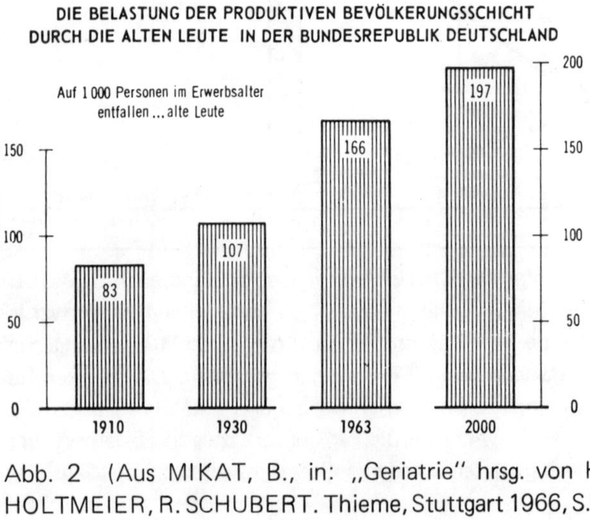

Abb. 2 (Aus MIKAT, B., in: „Geriatrie" hrsg. von HEILMEYER, L., H.-J. HOLTMEIER, R. SCHUBERT. Thieme, Stuttgart 1966, S. 26.)

Geschichte der Ernährungstherapie

„Die richtige Ernährung fängt nicht erst beim Kranken an, sondern ist Voraussetzung für Gesundheit und langes Leben. Sie hat größte prophylaktische Bedeutung. Bereits in der *hippokratischen Medizin* wurden die Grundsätze einer rationellen Ernährung für so wichtig erkannt, daß ihre Gesetzgeber zahlreiche Vorschriften darüber aufstellten, welche noch heute Erstaunen erregen. Vielleicht läßt sich die Kulturstufe eines Volkes an der Pflege richtiger Ernährungsweise messen." (L. HEILMEYER 1964)

In Ermangelung einer uns heute geläufigen Therapie mit Medikamenten erblickte man nahezu über 2000 Jahre in *ernährungstherapeutisch-hygienischen* Maßnahmen den wichtigsten Bestandteil der ärztlichen Kunst. Die Werke (sog. „Corpus Hippocraticum") des HIPPOKRATES (450–377 v. Chr.), eines Zeitgenossen von Sokrates, Begründer der griechischen Heilkunde und der Ärzteschule von Kos, enthalten maßgebende klinische und wissenschaftliche Grundprinzipien sowie den von ihm formulierten Eid, der noch heute gültiges sittliches Gebot der Ärzte darstellt. In 72 Schriften, von denen eine *„Über die Diät"*, *„Über Luft, Wasser und Orte"* usw. lautet, sind die medizinischen Erkenntnisse der antiken Ärzteschule zusammengefaßt. Daneben finden wir zahlreiche andere Schriften über „Diät in akuten Krankheiten" oder Anleitungen bei chronischen Erkrankungen, vor allem aber *Vorschriften für eine richtige Ernährung Gesunder.* Der Begriff *„Diät" (= Lebensweise) wurde wesentlich umfassender verstanden als heute,* indem auch Bäder, Schwitzkuren, Sport, also allgemeine Maßnahmen einer gesunden Lebensweise, vor allem des *Maßhaltens,* einbezogen waren. Hierin ist die große Bedeutung zu erkennen, welche die antike Medizin der *„Ernährungstherapie"* beimaß, Grundsätze, die auch heute noch uneingeschränkt gültig sind.

Diese Ansicht spiegelt sich auch in den Behandlungsempfehlungen des CELSUS, Repräsentant der lateinischen Literatur unter Kaiser Tiberius, wider. Von den Schriften über Philosophie, Rechtslehre, Landwirtschaft sind als einige der wenigen umfassenden medizinischen Werke dieser Epoche 8 Bücher über *„De medicina"* erhalten. Eigentliche Medikamente durften nur bei heftigen Krankheitserscheinungen verwendet werden. Er vertiefte sich mit Vorliebe in Fragen der Ernährung Gesunder und Kranker und bevorzugte diätetische Maßnahmen. (Die Heilung geschehe durch die Kraft der Natur, die Zufuhr geeigneter Nahrung zur Unterstützung usw.). Auch GALEN (CLAUDIUS GALENUS), nächst HIPPOKRATES ein berühmter Arzt des Altertums (131–200 n. Chr.) aus Pergamon, der in Smyrna, Korinth und Alexandria Heilkunde studierte und später in Rom wirkte, wo er und seine Schüler etwa 300 Schriften verfaßten, von denen viele beim Brand in Rom 192 verlorengingen, vertritt diese Ansicht. Noch zu GALENS Zeiten wurde in Larissa das Grabmahl des fast göttlich verehrten Hippokrates gezeigt. Sein Hauptverdienst liegt auf dem Gebiet der Anatomie und Physiologie, über welche er berühmte Vorlesungen hielt. Bis PARACELSUS galt er als unantastbare Autorität für alle medizinischen Schulen. In seinen berühmten Schriften über therapeutische Methoden hebt er immer wieder die *hippokratischen* Grundsätze hervor und legt auf die *Ernährungstherapie* großes Gewicht. Neben den genannten Abkochungen und Fiebermitteln praktiziert er Verabreichungen von Brechmitteln zur Behandlung bestimmter Galle- und Darmkranker, die Gabe von Eselsmilch als wassertreibend bei Nierensteinen und strenge diätetische Maßnahmen gegen Arthritis. Die praktischen Ernährungsrichtlinien sind heute, 2000 Jahre später, hinsichtlich der Krankenbehandlung in vielen Punkten verständlicherweise wertlos, aber hinsichtlich ihrer grundsätzlichen Bedeutung als prophylaktische Maßnahmen weiterhin beachtlich.

Eine große Rolle spielen bei Fieber Abkochungen von Gerste – das Hauptmaterial der hippokratischen Abkochungen –, Ptisanen, Honigwasser, welche im Volksbrauch auch heute noch zu finden sind, oder Schleimsuppen. Neben verschiedenen Getreidearten waren alkoholische Getränke in Form gegorenen Honigwassers, leichter Weine, bei akuten und chronischen Erkrankungen Milch verschiedener Tiere, z. B. von Schafen, Ziegen, Kühen, gebräuchlich, insbesondere Eselsmilch, die abführend und bei Darmkatarrh heilend wirken sollte.

Träger der Wissenschaften des frühen und späten Mittelalters auf zahlreichen Gebieten wie Geographie, Geschichte, Philosophie, Physik, Mathematik, Theologie und der Heilkunde waren die *Araber,* die mit großer Gewissenhaftigkeit mittels *diätetisch-hygienischer* Therapie Erkrankungen behandelten. Die Hofbibliothek des Kalifen *Hakim* soll 400 000 Bände umfaßt haben. Auch sie schöpften aus dem antiken Schrifttum der Hippokratiker. Als bedeutende medizinische Schule galt im späteren Mittelalter die von Salerno in Italien (Grab des Evangelisten Matthäus), in welcher relativ unabhängig von *Kos* eigene klinische Prinzipien und besonders diätetische Anweisungen entwickelt wurden. Salerno genoß als medizinische Hochschule („Civitas Hippocratica") großen Ruhm (im 11. Jahrhundert von Benediktinern gestiftet und 1817 aufgehoben). Die Nahrungssubstanz tritt weniger als mögliche Ursache der Erkrankung in den Vordergrund des Denkens, sondern als lebensnotwendige Nahrung, die der Kranke wie der Gesunde benötigt. Es wird auf ausschließliche Diätempfehlungen mit Getreidesuppen und Honigwasser häufig zugunsten einer leichten Nahrung verzichtet, um mehr den Wünschen des Kranken entgegenzukommen. Auch noch das späte Mittelalter wird weitgehend durch arabische Schriften über diätetische Therapieempfehlungen bestimmt.

Der Anfang des *17. Jahrhunderts* überliefert uns ebenfalls zahlreiche wertvolle Schriften über ernährungstherapeutische Krankenbehandlung, so z. B. des portugiesischen Arztes L. NONNIUS (Nunez) oder des Venezianers L. CORNARO,

der wie HIPPOKRATES auf die *große Bedeutung einer mäßigen Lebensweise als Voraussetzung für ein gesundes und langes Leben hinweist* („Discorsi della vita sobria"). Nicht nur die Ernährungstherapie, sondern die gesamte Medizin wie Physiologie, Anatomie, die systematische Lehre der genauen Beobachtung am Krankenbett, werden zu dieser Zeit durch gewaltige Fortschritte und Umwandlungen bestimmt. Neben CH. BARBEYRAC in Montpellier wurde besonders sein Schüler, der Engländer THOMAS SYDENHAM bekannt, der auf dem Boden eigener Beobachtungen und wissenschaftlicher Richtlinien für eine Vertiefung der diätetischen Therapie im Rahmen der medizinischen Heilkunde wirkte. Berühmtheit erlangte seine Schrift über die diätetische Behandlung der Gicht („Tractatus de podagra et hydrope"). Er warnt vor Übermaß an Ernährung, besonders der Vornehmen und Reichen, vor schwerverdaulichen Speisen, dem Genuß starker Spirituosen, vor mangelnder Bewegung. Von SYDENHAM stammen grundlegende Hinweise über gesunde Ernährungsweise, und er prägte den Ausspruch, *„daß viele Krankheiten allein durch Diätetik geheilt werden können"*. Ärzte, welche die naturgemäße diätetisch-hygienische Seite der medizinischen Therapie bevorzugten, galten als *„Hippokratiker"*.
Erst im 19. Jahrhundert, mit den epochemachenden Fortschritten der Naturwissenschaften wie Physik und Chemie, der physiologischen Chemie, der pathologischen Physiologie in der Medizin, dem Durchbruch zum exakten Experiment, welches von den traditionellen *Hippokratikern* unterschätzt werden mußte, fand ein Wandel statt, indem in den Vordergrund des medizinischen Heilplanes *neben die Ernährungstherapie* im vermehrten Maße rationellere und medikamentöse Maßnahmen rücken, die im 20. Jahrhundert gänzlich überwiegen. Die *„Ernährungstherapie"* verlor mit Recht ihre isolierte und überlegene Stellung und bildet nunmehr einen wichtigen Bestandteil der gesamten medizinischen Therapie.
Die *Ernährungswissenschaften* erlebten *in Deutschland ihren Höhepunkt* einmal unter J. von LIEBIG, dessen *„Chemische Briefe"* 1865 veröffentlicht wurden und über Jahrzehnte richtungsgebend wirkten, dann ungefähr ein Jahrzehnt später mit PETTENKOFER und VOIT, als Begründer der rein stofflichen Eigenschaften der Ernährungslehre. Dagegen war es M. RUBNERS Verdienst, vom Physikalischen her durch die von ihm begründete Kalorimetrie die Grundlagen über Energiegehalt und Verbrennungswärme der verschiedenen Nährwertträger (z. B. Klärung „spez. dynamische Eiweißwirkung") und ihre Stoffwechselwirkung zu ergründen. Umfassende exakte Berechnungen über den Nahrungsbedarf und -verbrauch der Bevölkerung aus dieser Zeit erregen noch heute Bewunderung, die mit dem Begriff des „RUBNERschen Kostmaßes" verbunden bleiben. Im *„Handbuch der Ernährungstherapie und Diätetik"* (Thieme, Leipzig 1897)

---

* s. auch HOLTMEIER, H.-J., L. HEILMEYER: Ernährungswissenschaften und Geriatrie. In: „Geriatrie", hrsg. von L. HEILMEYER, H.-J. HOLTMEIER, R. SCHUBERT. Thieme, Stuttgart 1966.

von E. v. LEYDEN bekennen sich nahezu alle führenden Repräsentanten der Inneren Medizin und der anderen medizinischen Disziplinen, wie FRIEDRICH v. MÜLLER, F. v. WINCKEL (München), W. v. LEUBE (Würzburg), J. BOAS, C. A. EWALD, P. FÜRBRINGER, F. JOLLY, F. KRAUS, O. LASSAR, G. KLEMPERER, H. NOTHNAGEL, M. RUBNER, E. STADELMANN (Berlin), C. v. NOORDEN (Frankfurt a. M.), P. DETTWEILER (Croneberg Falkenstein i. T.), A. HOFFMANN (Leipzig), PH. BIEDERT (Straßburg), H. KEHR (Halberstadt), O. MINKOWSKY (Köln) zu dem Leitwort dieses hervorragenden Werkes „daß die Ernährungstherapie den ‚therapeutischen Anordnungen' nicht gegenübergestellt und gleichsam untergeordnet werden darf, sondern *eine eigene therapeutische Methode ist, die ihre eigenen Indikationen und ihre eigenen Leistungen hat*". Neben Ernährungsproblemen im Bereich der Inneren Medizin behandelt das Werk die Ernährungstherapie vor und nach Narkosen, in der Chirurgie, der Gynäkologie, der Dermatologie, der Hämatologie usw.

Die Worte M. RUBNERS: *„Wir wollen hoffen, daß auch in kommender Zeit Deutschland seine angesehene Stellung als Pflegerin der Ernährungswissenschaften in der Welt behaupten wird,"* haben sich nicht erfüllt. Die Ernährungsphysiologie erlitt durch Abtrennung von Teilgebieten wie der Nahrungsmittelchemie, der Arbeitsphysiologie Einbuße und geriet bereits infolge des ersten Weltkrieges gegenüber Nordamerika und anderen Ländern in Zeit- und Geldnot. Große Arbeitsgebiete wie die Vitaminforschung wurden unterbrochen. Mühsam Errungenes wurde durch neue Wirtschaftskrisen und Kriege verloren und die Förderungen dieses wichtigen Wissenschaftszweiges zunehmend vernachlässigt. Unter beachtlichen Schwierigkeiten versuchen die wenigen Institute und Wissenschaftler unseres Landes heute den Anschluß an die ausländische Forschung wieder herzustellen, aber es fehlt an Mitteln, Gerätschaften, Räumlichkeiten usw. Bereits zeigen sich tiefgreifende Auswirkungen auch im Stand der ärztlichen Ausbildung über Ernährungsfragen.

Als mir 1963 das „Handbuch der Ernährungstherapie und Diätetik" begegnete, faßte ich den Plan, dieses Standardwerk im Thieme-Verlag neu herauszugeben, wo es heute als führendes Werk mehrbändig unter dem Titel *„Handbuch der Ernährungslehre und Diätetik"* erschienen ist und dem sich als weitere Herausgeber bekannte Kollegen anschlossen.

Altersaufbau und Lebenserwartung

Seit der Jahrhundertwende wurden die Ernährungswissenschaften vor ungeahnte Schwierigkeiten und Probleme gestellt. Folgen des Fortschritts brachten den einen Überfluß, den anderen aber Hunger und Not. Durch rapide Zunahme der Weltbevölkerung und *höhere Lebenserwartungen* nahmen in den hochentwickelten Industrieländern degenerative ernährungsabhängige Erkrankungen stark zu. Während bis Anfang des 19. Jahrhunderts Jahrtausende Zeit erforderlich waren, um 1 Milliarde Menschen hervorzubringen (Abb. 3), wurden infolge epochaler Entwicklung der Wissenschaften, durch Industrialisierung und Zivilisation seit Mitte vergangenen Jahrhunderts bis ca. 1930 eine weitere Milliarde Menschen geboren und im Verlauf der letzten 30 Jahre (von 1930 bis 1960) bereits die 3. Milliarde. Ein weiterer Zuwachs um 3 Milliarden in den nächsten 40 Jahren,

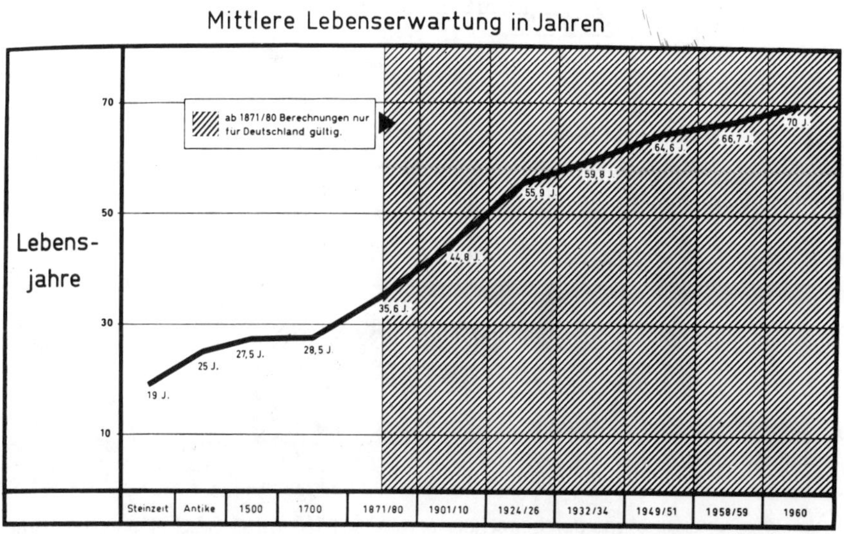

Abb. 3 Mit den gewaltigen Fortschritten der Naturwissenschaften und Medizin Ende vergangenen Jahrhunderts nimmt die ***Lebenserwartung*** beachtlich zu. Die Zunahme der durchschnittlichen Lebenserwartung von 35,6 auf 70 Jahre von 1870 bis 1976 bedeutet eine Verdoppelung der Bevölkerungszahl und erfordert auch eine Vermehrung der Pflege- und Fürsorgeeinrichtungen (Aus: HOLTMEIER, H.-J., Diät bei Übergewicht und gesunde Ernährung, 6. Auflage, Thieme, Stuttgart 1975).

vorwiegend der gelben und schwarzen Rasse, wird folgen, und die Not an Nahrung wird wachsen.

So stieg die Lebenserwartung in Deutschland von 35,6 Jahren im Jahre 1870 auf 66,7 Jahre im Jahre 1959, die der Russen von 32 Jahren vor dem letzten Krieg (1939 bis 1945) auf 68 Jahre an, während sie in Indien noch 32 und Ägypten 38 Jahre beträgt. Bis zur Jahrhundertwende wird die asiatische Bevölkerung von 1,3 auf 3,6 Milliarden anwachsen.

Die *Zunahme der Menschheit* ist vor allem *Folge* verminderter Säuglings- und Kindersterblichkeit, Bekämpfung der Infektionskrankheiten, Einführung moderner Impfmethoden und allgemeiner Hygiene.

Der Anstieg der Lebenserwartung (Neugeborene mit + 87,3%, Säuglinge mit + 47,3%) betrifft vor allem auch die älteren Lebensjahrzehnte. Abb. 4 zeigt, daß 1959 (unter Zugrundelegung der Berechnung der mittleren Lebensdauer) das 7. Lebensjahrzehnt im Vergleich zu 1871 eine Zunahme der *Lebenserwartung um + 32,8% zu verzeichnen hat.* Hierbei ist zu bedenken, daß Angaben einer

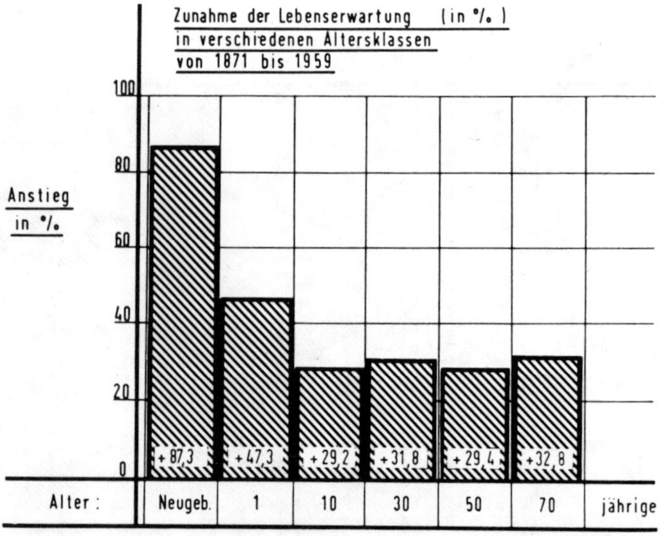

Abb. 4 Die Zunahme der Lebenserwartung betrifft mit + 87,3 % in erster Linie die Neugeborenen. An zweiter Stelle stehen die Säuglinge im 1. Lebensjahr mit + 47,3% und an dritter Stelle die ***Altersklasse der 70jährigen*** mit + 32,8% im Vergleich zu 1871. Heute werden dreimal so viel Leute als vor 100 Jahren älter als 65 Jahre, und die körperliche und geistige Schaffenskraft ist in den höheren Altersklassen beachtlich angestiegen.
(Aus: Geriatrie, hrsg. v. L. HEILMEYER, H.-J. HOLTMEIER, R. SCHUBERT. Thieme, Stuttgart 1966).

mittleren Lebensdauer bedeuten, daß die Hälfte dieser Gruppe ein wesentlich höheres Alter erreicht. *Mit allgemeiner Zunahme der Lebenserwartungen der älteren Leute geht zugleich auch eine allgemeine Zunahme von Vitalität, geistiger und körperlicher Leistungskraft der höheren Altersklassen einher,* die auch aus medizinischer Sicht die Berechtigung, an einem starren Pensionsalter um 65 Jahre festzuhalten, in Frage stellt. Dies wird besonders aus Tab. 1 sichtbar. Wenn bis 1870 noch 4,6 Personen, berechnet auf 100 Einwohner, älter als 65 Jahre wurden, haben sich diese Verhältnisse mit 10,8 Personen um 1961 und mit gegenwärtig ca. 13 Personen grundlegend geändert. Heute werden im Vergleich zu 1870 mehr als doppelt so viele Menschen älter als 65 Jahre.

***Tabelle 1** Prozentualer Anteil der über 65jährigen Menschen in Deutschland*
(Quelle: LEUTNER, Statistisches Bundesamt)

Gebietsstand Jahr		Auf 100 Einwohner insgesamt	männlich	weiblich
1871	Reichsgebiet[1]	4,6	4,4	4,8
1910	Reichsgebiet[1]	5,0	4,4	5,5
1939	Reichsgebiet[1]	7,8	7,3	8,2
1950	Bundesgebiet ohne Berlin	13,5	10,9	15,9
1971	Bundesgebiet ohne Berlin	12,6	10,3	14,7

[1] Jeweiliger Gebietsstand; 1939 in den Grenzen vom 31.12.1937

Für eine Änderung der starren Grenze des Pensionierungsalters spricht auch ein Phänomen der Entwicklung unseres Jahrhunderts, *der Wandel der Todesursachen,* auf den ich anschließend näher eingehen werde, und die damit immer häufiger in jungen und mittleren Lebensjahrzehnten auftretende Arbeitsunfähigkeit als Folge ernährungsabhängiger, degenerativer Leiden. Von 120 000 Invalidenrenten, die 1956 an männliche Versicherte gezahlt wurden, sind nicht weniger als 64% wegen *vorzeitiger Arbeitsunfähigkeit bewilligt worden.* Nur 36% stellten echte Altersruhegelder dar. Es ist aus medizinischer Sicht also nicht mehr wie noch vor 100 Jahren mit einem *bestimmten* Alter mit allgemeiner Arbeitsunfähigkeit zu rechnen (horizontale Betrachtung), sondern neben die Gruppe der Menschen, welche als Folge des „Fortschritts" noch in hohem Alter leistungsfähig bleibt, tritt (vertikale Betrachtung) eine zweite, die bereits in früheren Jahren arbeitsunfähig ausfällt und eine große soziale Belastung darstellt. Die kommenden Jahre werden zeigen, ob wir aus sozialpolitischen Gründen weiterhin ein starres Pensionsalter beibehalten können oder ob künftig als Maßstab die

Dauer der Arbeitsfähigkeit gelten wird, eine Lösung, die vom Ärztlichen her nur zu befürworten wäre.

Nach MIKAT wird bis zum Jahr 2000 wesentlich einschneidender als der Anstieg der Gesamtbevölkerung die *Verschiebung* im *Altersaufbau* sein, wie dies Abb. 4 andeutet. Eine besonders starke Zunahme der alten Leute bis auf 17,1% wird 1980 beim *weiblichen* Geschlecht zu erwarten sein, während der Anteil der Männer auf ca. 11,5% ansteigt. Hierdurch wird die Belastung der produktiven Bevölkerungsschicht weiter zunehmen. (Ausführliches s. in „Geriatrie“, hrsg. von HEILMEYER, L., H.-J. HOLTMEIER, R. SCHUBERT. Thieme 1966)

Bei fast konstanter Sterblichkeit ab 1930 erhöhte sich die Lebenserwartung, weil der Tod sich zunehmend auf ältere Leute beschränkt. Der einzelne wird heute nicht viel älter als vor 50 Jahren.

Altern darf nicht, wie SENECA einst sagte, eine *unheilbare Krankheit* sein, sondern soll in *körperlicher und geistiger Frische* erfolgen, die nur durch geistige und körperliche Arbeit bis ins hohe Alter erhalten werden kann.

Einfluß der modernen Medizin auf das Vorkommen von Krankheiten im Alter

Während die *seuchenhaften* Erkrankungen des Mittelalters in hochentwickelten Ländern heute kaum noch eine Rolle spielen, sind andere Krankheiten in den Vordergrund getreten, welchen früher im Todesregister keine so gravierende Bedeutung zugemessen wurde. *Jeder zweite stirbt heute in Deutschland wie in anderen hochzivilisierten Industrienationen an ernährungsabhängigen, degenerativen Herz-Kreislauf-Gefäßleiden.* Moderne Medikamente und sozialer Fortschritt schützen vor Krankheiten des Alters, aber die meisten Alten sterben an ernährungsabhängigen Gefäßkrankheiten z. B. infolge Arteriosklerose, welche als die größte Seuche der Zivilisation bezeichnet wird. Zahllose Menschen der besten und leistungsfähigsten Jahrgänge sterben in mittleren Lebensjahrzehnten an Herzinfarkt, Folgen des Bluthochdrucks usw. infolge übermäßiger und falscher Ernährung. Noch im Jahr 1349 erlagen 25% der europäischen Bevölkerung der Pest; an Pocken starben 10%, viele an Syphilis, Tuberkulose. In Kriegen überwogen bis Anfang unseres Jahrhunderts nicht Verluste durch Waffeneinwirkungen, sondern Tod an Sepsis, Fleckfieber, Starrkrampf und Darminfektionen. Noch 1892 starben 32 von 100 000 Einwohnern an Magen-, Darmkatarrh, Brechdurchfall. Pneumonien waren häufige Todesursachen, und im 1. Weltkrieg erlagen Zehntausende von Soldaten Typhus- und Paratyphusepidemien.

Venerische Krankheiten spielten bis in diese ersten Jahrzehnte unseres Jahrhunderts eine bedeutende Rolle. 1879 entdeckte A. NEISSER den Gonokokkus und die Spirochaeta pallida (Syphilis). Erst 1910 wurde als erstes wirksames Medikament *Salvarsan* gegen syphilitische Krankheiten eingeführt. Nach verschiedenen Autoren wurde für Hamburg und Berlin um die Jahrhundertwende noch eine Verseuchung mit Syphilis bis 10% beschrieben und eine Gesamtverseuchung der deutschen Bevölkerung um 7% angenommen. Kontaktinfekte beim Krankenpflegepersonal waren sehr häufig (s. G. BENN: Die Ansteckung mit Syphilis in der Krankenpflege, Limes Verlag, Wiesbaden 1965 in „Medizinische Schriften").

Während zahlreiche Menschen bis ins hohe Alter körperlich und geistig rüstig bleiben, mehren sich Fälle, welche in frühen und mittleren Lebensjahren infolge ernährungsbeeinflußbarer, degenerativer Leiden arbeitsunfähig ausscheiden. Hier spielt *Übergewichtigkeit* als Ursache lebensgefährdender Erkrankungen wie Bluthochdruck, Diabetes mellitus, Herzinfarkt usw. eine gravierende Rolle.

Krankheiten in der Welt

Es stellt sich immer wieder die Frage, ob die Ernährung wirklich einen so maßgeblichen Einfluß auf das Auftreten von Krankheiten im Alter hat. Daß dies sicher so ist, zeigen vergleichende Untersuchungen in anderen Ländern mit anderen Ernährungsgewohnheiten und anderen Krankheiten.

In den Kliniken Japans sind Herzinfarkte auch heute noch eine Rarität, die nur in einigen Gegenden mit europäischer Ernährung zunahmen. Selbst in Städten wie Tokio und Yokohama, die ineinander übergehen und zusammen fast 30 Millionen Menschen ausmachen, mit einem ungeheuren Streß und einer großen Hektik, die mit europäischen Verhältnissen kaum vergleichbar sind, finden sich selten Herzinfarkte. Sobald Japaner in die USA oder nach Europa übersiedeln und die dortige Ernährungsweise annehmen, erkranken sie nach einigen Jahren genauso häufig an Herzinfarkt wie die einheimische Bevölkerung. Dafür erkranken die Kinder später ebenso selten an Magenkrebs wie die dort lebenden Menschen. Auch in Grönland findet man eine ähnliche Häufung von Magenkrebs wie in Japan. Eine ungewöhnliche Häufung in der Bundesrepublik an Magenkrebs findet sich z. B. in Württemberg in einigen Gegenden des Oberlandes im Vergleich zum Unterland. Als Ursache vermutet man in Japan und Grönland den Einfluß des Verzehrs von rohem Fisch, den Einfluß von Pökelsalz, ohne daß die Ursachen sonst weiter geklärt sind. Merkwürdigerweise tritt dagegen in China im Küstenbereich und in Taiwan weniger Magenkrebs, dafür aber häufig Speiseröhrenkrebs auf. Ihn findet man gehäuft entlang des südlichen Himalayagebietes bis hin zum Kaspischen Meer im Iran. In der fruchtbaren Ebene am Kaspischen Meer wird diese Krebsform jedoch nur selten gefunden. Die südostasiatische Ernährung zeichnet sich vor allem durch den hohen Kohlenhydratanteil aus. Er liegt um ca. 600 g/Tag/Person. Das Essen ist mit vielfältigen Gemüsearten, Pilzen, Algen jeder Art, Reis usw. gefüllt, während zwar reichlich Fisch, aber nur wenig Fleisch gegessen wird und im Gegensatz zur Bundesrepublik mit ca. 140 g täglich nur ca. 54 g Fett zugeführt werden. Der Kohlenhydratkonsum liegt bei uns fast um die Hälfte niedriger. Hier zeigt sich also, daß die generelle „Verteufelung" der Kohlenhydrate als auslösende Ursache von Herzinfarkt ungerechtfertigt ist. Die herzinfarktärmsten Länder der Welt sind in der Rangfolge Japan, Italien, Frankreich, alles Länder mit hohem Konsum an niederkalorischen Kohlenhydratträgern. Die Ernährung ist reich an Obst, Gemüse (Ballaststoffen). Merkwürdigerweise finden sich die höchsten Quoten an Herzinfarkt im Norden der Weltkugel, in Schottland und Wales, in Karelien in Finnland, dann absteigend in Schweden, Dänemark, England und der Bundesrepublik. Die WHO hat eine

Tabelle 2 Tägliche Kalzium- und Magnesiumzufuhr und der Ca/Mg-Quotient der Nahrung sowie die Mortalität an ischämischen Herzkrankheiten in den OECD-Ländern (1977)

	Ca mg/Tag	Mg mg/Tag	Ca/Mg	Mortalitätsrate bezogen auf 100 000
Österreich	955	400	2,39	232,1
Belgien	865	355	2,44	(230,0)
Kanada	1 001	317	3,16	230,1
Dänemark	1 119	369	3,03	297,1
Finnland	1 409	363	3,88	244,9
Frankreich	1 015	382	2,66	80,9
Deutschland	857	379	2,26	172,5
Griechenland	951	383	2,48	66,5
Irland	1 151	358	3,22	263,9
Italien	855	384	2,23	134,0
Japan	412	343	1,20	37,7
Niederlande	1 094	347	3,15	181,5
Neuseeland	1 166	344	3,39	240,7
Norwegen	1 114	315	3,53	262,9
Portugal	539	434	1,24	119,9
Spanien	703	369	1,91	48,6
Schweden	1 160	340	3,41	333,9
Schweiz	1 085	396	2,74	106,7
England	956	285	3,35	284,4
USA	1 050	333	3,15	331,7
Jugoslawien	598	302	1,98	53,4

Im Tierversuch können Myokardnekrosen bei Mangel von Magnesium erzeugt werden. Ausreichende Magnesiumzufuhr verunmöglicht, diese dem Herzinfarkt entsprechenden Veränderungen zu erzeugen. Während Magnesium eine antiarteriosklerotische, entkrampfende Funktion ausübt, bewirkt Kalzium genau das Gegenteil — es steigert die Erregbarkeit des Herzmuskels. Offensichtlich spielt das Mißverhältnis im Nahrungsangebot mit Kalziumüberschuß und Magnesiummangel eine ausschlaggebende Rolle in den Ländern mit höchster Quote an Herzinfarkt — zumal wenn durch überhöhte Fettzufuhr zuviel Vitamin D zugeführt wird und Kalzium in die Gefäße einlagert.

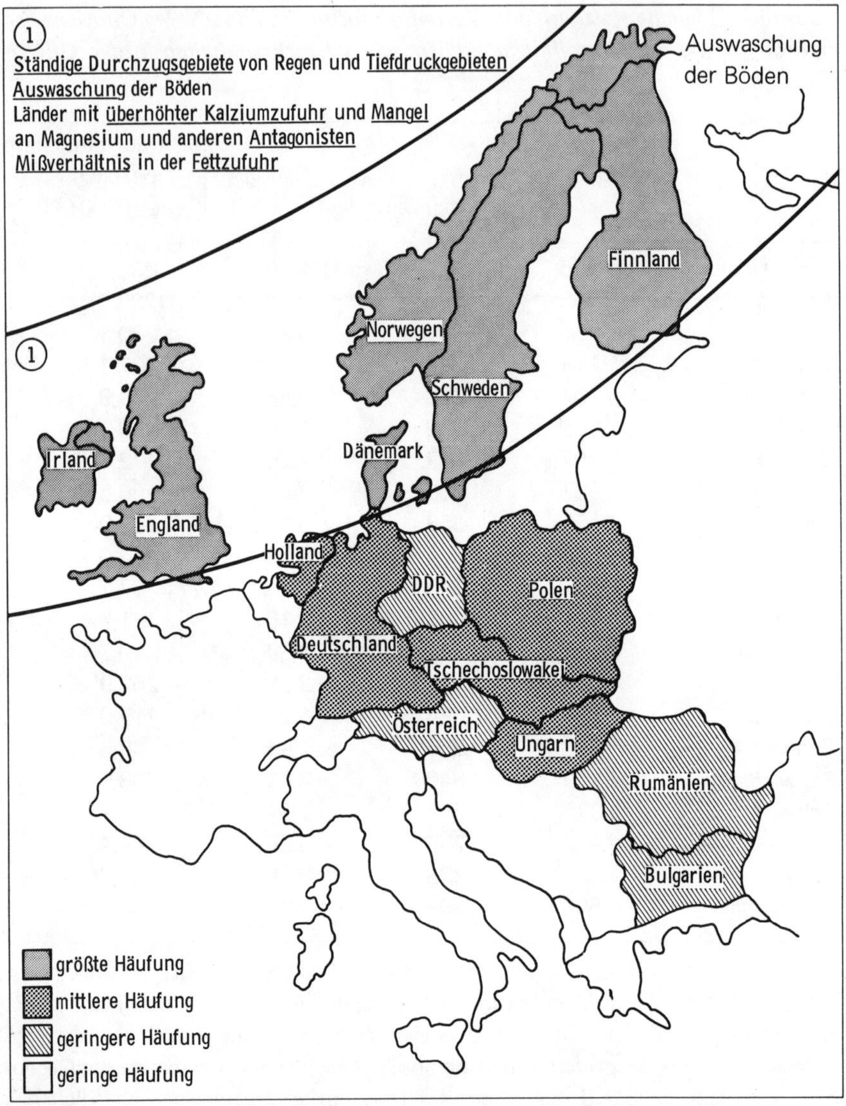

Abb. 5a Länder mit unterschiedlichem Vorkommen an Herzinfarkt

Landkarte mit der Häufigkeit aufgezeigt, die nachfolgend aufgezeigt wird (Abb. 5a).

Somit besteht nicht der geringste Zweifel, daß die Umwelt, vor allem aber die Ernährung im weitesten Sinne die Häufung von Krankheiten in der Welt bestimmt, daß aber darüber hinaus sicher auch Momente von Bedeutung sind, mit denen sich die Medizin bisher nur ungenügend befaßt hat, so dem Einfluß von durchziehenden Tiefdruckgebieten bei uns und in den nördlichen Ländern, deren Folgen auf die Erregbarkeit der Menschen, die Folgen der Niederschläge auf die vegetationsarmen Böden, die häufig steinig sind und komplexgebundene Mineralverbindungen aufweisen, die Verarmungen der ausgewaschenen Böden, Einflüsse mangelhafter Düngung gerade dieser Böden, die mehr auf den Ertrag der Pflanze als auf die Gesundheit des Menschen ausgerichtet ist und eine einseitige Ernährungsweise z. B. der nördlichen Länder.

Land, Böden, Vegetation und vor allem die Lage rufen zwangsläufig bestimmte Ernährungsformen hervor, so in Finnland, wo der Herzinfarkt unter 1000 Sterbefällen 6,2 Menschen ausmacht, in Heidelberg aber nur 2,2. Nach Wirtschaftsberechnungen erhalten die Bundesbürger ca. 91 g *Eiweiß* täglich pro Person, davon 65% durch tierisches Eiweiß und die Finnen ca. 87 g Eiweiß, davon 64% durch tierisches Eiweiß; auf den ersten Blick kein wesentlicher prinzipieller Unterschied. Auch der Japaner erhält 75 g Eiweiß, aber nur 38% aus tierischem Eiweiß. Untersucht man die Verhältnisse näher, ergeben sich grob berechnet gravierende Unterschiede.

Die *Finnen* erhalten ihr *Eiweiß* zu 38% aus *Milch und Milchprodukten,* zu 6,7% aus Fisch, zu 16,5% aus Fleisch.

Die Bürger der BRD erhalten zu 22% ihre Eiweißzufuhr aus Milch und Milchprodukten, 2,2% aus Fisch und *36% aus Fleisch.* In Finnland liefern Getreideeiweiß 28% und in der BRD 21%. In *Japan* wird jedoch Eiweiß zu 21% aus *Fisch* geliefert und zu 4,5% aus Milch, zu 7,3% aus Fleisch und zu 37% aus Getreide (Reis). Eine kurze Übersicht über die Zufuhr an allen Nährwertträgern für einige Länder findet sich in *Tab. 3.* Soweit es den Herzinfarkt in diesen Ländern gibt, so bestehen in den drei verschieden gelagerten Ländern (die geringste Krankheitsquote in Japan, die mittlere in der BRD, die höchste Quote in Finnland) allein aus der Sicht der Eiweißzufuhr völlig andere Ernährungsverhältnisse. Hierbei geht es weniger um die absolute Eiweißversorgung, sondern um die Frage, welche Inhaltsstoffe z. B. Mineralien, Spurenelemente usw. durch Milchprodukte oder durch Fisch oder durch Fleisch geliefert werden. Wer die modernen Aspekte der Herzinfarktforschung verfolgt hat, weiß, daß der Zufuhr und *Inkorporation von Kalzium* im Organismus und der mangelnden Zufuhr seines Antagonisten Magnesium für die Entstehung des Herzinfarktes eine große Bedeutung zukommt, wobei die Kalziumeinlagerung vor allem durch Vitamin D, dem fettlöslichen Vitamin, gefördert wird. Tab. 23 zeigt eine Aufstellung über die Häufung von Herzinfarkt in verschiedenen Ländern der Welt im Vergleich zur Höhe der Kalziumzufuhr bzw. zum Magnesiummangel. Da mit der hohen Fettzufuhr auch das fettlösliche Vitamin D überhöht zugeführt wird, führt es zur permanenten Kalziumeinlagerung, die langfristig problematisch sein könnte. Kalzium ist Antagonist zum „Gegenspieler Magnesium" und hemmt bei überwiegender Zufuhr dessen Resorption, dies besonders dann, wenn, wie in Finnland, die Böden durch fehlerhafte Düngung an Magnesium verarmt bzw. durch Niederschläge ausge-

Tabelle 3 *Ernährungssituation in Deutschland und Japan*

	E g	F g	KH g	Kal	Na mval	Cl mval	K mval	Ca mval	Mg mval	Chol. g	Pol.FS g
	Deutsches Reich										
1909/13	87,1	95,9	461	3178	23,2	29,1	133,5	40,1	36,3	0,46	10,5
1928	83,8	112,5	442	3240	23,8	29,2	123,9	40,5	34,4	0,49	11,42
	Bundesrepublik Deutschland										
1948/49	78,9	45,5	464	2677	19,7	26,7	140,2	38,2	35,6	0,20	3,39
1950/51	79,1	102,7	426	3051	23,5	29,1	127,6	41,4	32,8	0,42	10,09
1974/75	96,6	136	356	3153	27,5	30,6	101,0	40,9	26,1	0,51	26,4
	Japan										
1970	84,2	51,6	425	2706	15,9	19,4	85,6	27,3	46,6	0,45	13,3

Die Angaben beruhen auf Wirtschaftsberechnungen verschiedener Institutionen und weichen z. T., je nach Berechnungsart, etwas voneinander ab.

waschen sind. Es erscheint mir nicht vermessen, eine Landkarte (Abb. 5a) für die nördlichen Länder zu entwerfen, die am meisten von Herzinfarkt bedroht sind. Einmal tragen die ständig durchziehenden *atlantischen Tiefdruck- und Regengebiete,* die sich *über diesen Ländern* geradezu wie eine breite „Autobahnstrecke" hinwegziehen und den Mineralbestand der oft sandigen und steinigen Böden durch *Auswaschung* verschlechtern (Bodenarten, die bereits von Natur her zur Verarmung z. B. an Magnesium leiden). Eine zusätzliche Bedeutung erhält die hohe und einseitige Fettzufuhr in diesen Ländern mit dem Mißverhältnis in der Zufuhr der gesättigten zu den ungesättigten Fettsäuren und die damit verbundene überhöhte Zufuhr von Vitamin D. *Abb. 5b* versucht hypothetisch, diese Verhältnisse kurz zu charakterisieren. In 2/3 der Fälle spielt beim Vorkommen von Herzinfarkt die Arteriosklerose eine bedeutsame Rolle. Herzinfarkt und Arteriosklerose sind für den alternden Menschen jedoch in unseren Breitengraden so bedeutsame und häufig vorkommende Krankheiten, daß es uns angezeigt erschien, auch einige neuere, bisher unbeachtete Aspekte kurz aufzuzeigen. Die Dosis „macht, daß es Gift ist". In vernünftigen Mengen genossen, können wir alle Nahrungsmittel essen bzw. trinken. Ursächlich muß beim Auftreten von Krankheiten auch durch Ernährungsein-

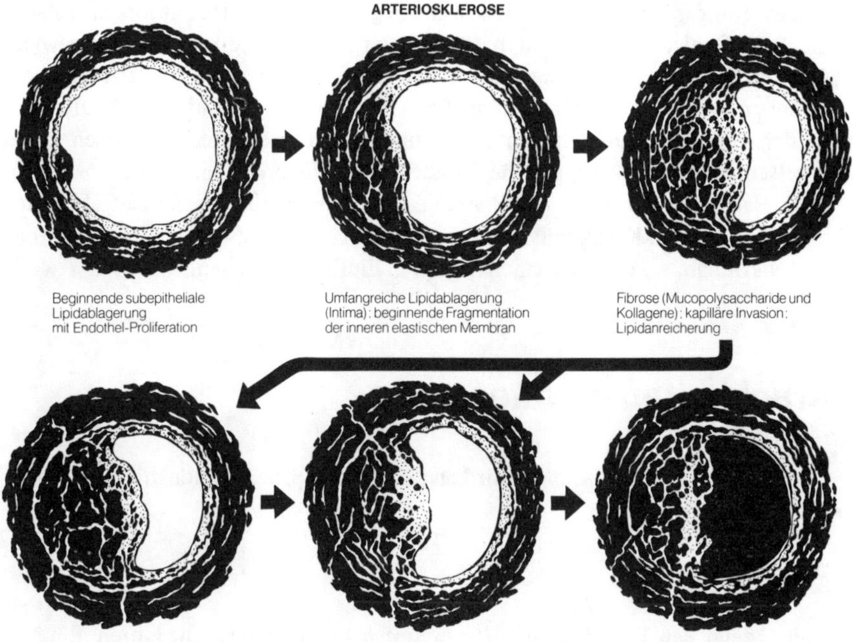

Abb. 5b Die verschiedenen Stadien der Entstehung der Arteriosklerose (nach Hauss), an deren Ende der totale Blutgefäßverschluß steht. Das Gefäß kann gegebenenfalls auch brüchig werden.

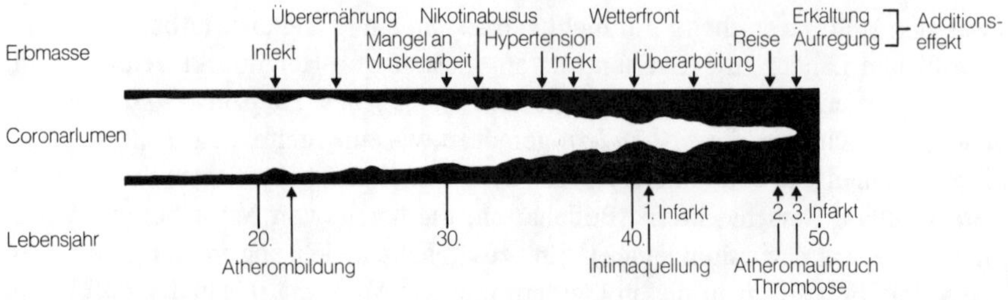

Abb. 6 Zahllose Risikofaktoren können zur Arteriosklerose der Blutgefäße mit Gefäßverschluß beitragen. Fast immer handelt es sich um langfristige Störungen, die über Jahre laufen. Die Abbildung zeigt grob schematisch, wie wir uns solche Blutgefäßverschlüsse vorzustellen haben.

flüsse berücksichtigt werden, daß nahezu immer die *Lehre von der Bedeutung der sog. „Risikofaktoren“* eine Rolle spielt und die Vererbbarkeit von Anlagen, die u. U. erst unter bestimmten äußeren Situationen manifest werden können. So kennen wir die Zuckerkrankheit, deren Anlage zweifellos vererbt wird, die aber in den Hungerjahren des zweiten Weltkrieges meistens nicht ausbrach, solange die Betroffenen Untergewicht hatten. Erst im Wohlstand und bei Übergewicht wurden die meisten Veranlagungen manifest. So sind auch die „Platzbäuche“ der Chinesen typisch hereditär bedingt. Beim Neujahrsfest der Chinesen häufen sich in den Chirurgischen Kliniken Fälle mit Platzbäuchen, wenn Chinesen zuviel gegessen hatten, für europäische Vorstellungen unvorstellbar. Die *Abb. 6* zeigt nach Hauss eine Auswahl von Risikofaktoren, die häufig zusammentreffen und einen bestimmten Krankheitszustand auslösen können. Besonders Bluthochdruck und Nikotinabusus scheinen einen negativen Einfluß auszuüben.

Krankheiten im Alter

Der *Wandel der Todesursachen* wird an einigen Beispielen demonstriert.

Altersschwäche

Abb. 7 zeigt den Rückgang an *Altersschwäche* in den letzten 30 Jahren. Ein Teil des „Erfolges“ ist durch verfeinerte ärztliche Diagnostik bedingt, indem heute Krankheiten genauer diagnostiziert werden, die früher als „Altersschwäche“ bezeichnet wurden. Andererseits haben sich die Verhältnisse der letzten 30 Jahre

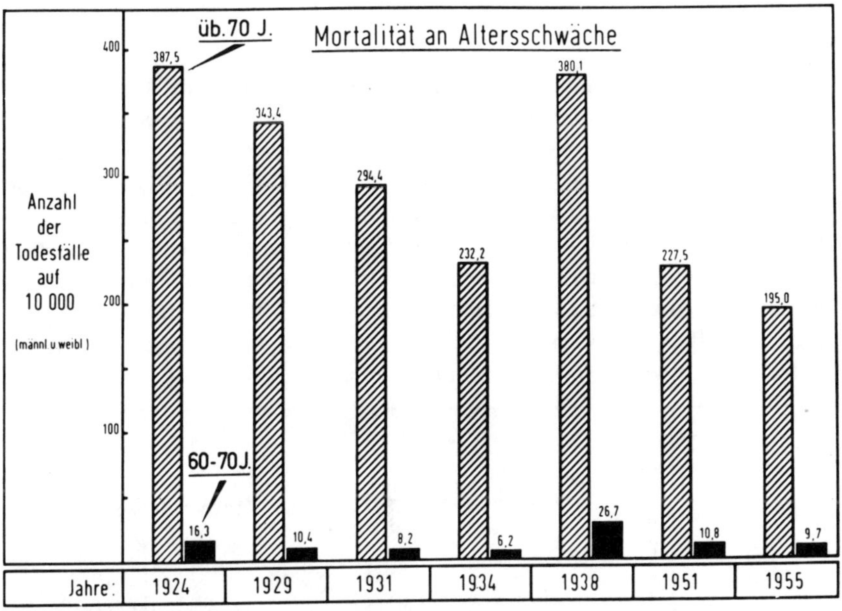

Abb. 7 Durch Fortschritte auf dem Gebiet der Hygiene und moderne medizinische Therapiemaßnahmen ist die ***Mortalität*** an Altersschwäche seit 1924 bis 1955 ***gesunken.*** Infolge unzureichender Diagnostik wurde früher als Todesursache oft irrtümlich „Altersschwäche" angegeben und hierdurch die Statistik sehr beeinträchtigt. Dafür treten heute andere Erkrankungen, vor allem degenerative ernährungsabhängige Herz-Kreislauf-Gefäßleiden bereits in mittleren Lebensjahren vermehrt auf und stehen an der Spitze der Todesregister. Noch 1892 starben 32 von 100 000 Lebenden an Magen-Darmkatarrh und Brechdurchfall, und im 1. Weltkrieg überwogen Verluste an Sepsis, Fleckfieber, Starrkrampf und Darminfektion Verluste infolge Waffeneinwirkungen. (Nach: Statist. Jahrb. d. Bundesrep. Dtschl. 1962. Kohlhammer, Mainz.)

aber nicht so grundlegend geändert, daß auch ein Rückgang der Mortalität an Altersschwäche bestritten werden kann. Der große Fortschritt steht in Übereinstimmung mit *Abb. 4*, daß die Gruppe der 70jährigen mit + 32,8% die Zunahme der Lebenserwartungen der Gruppe der mittleren Lebensjahrzehnte überwiegt. Nach FREUDENBERG wurden noch 1924/26 unter der Position Altersschwäche ca. 20% der bösartigen Neubildungen eingereiht (LEUTNER 1967).

Krebs

Von besonderer Bedeutung für die Altersforschung ist auch die Mortalitätsänderung bei *malignen Erkrankungen* (= Krebs), welche in *Abb. 8* dargestellt ist und die innerhalb der Todesstatistiken nach degenerativen, ernährungsabhängigen Erkrankungen an zweiter Stelle stehen (s. Tab. 9, 10 und 11). Die Zunahme der Mortalität betrifft vor allem die höheren Altersklassen über 70 Jahre mit besonderer Zunahme seit 1948. Auch die übrigen Altersklassen zeigen eine Mortalitätszunahme an Krebs. Für die medizinische und öffentliche Fürsorgepflicht ist nicht unwichtig, daß Alterskrebse allgemein nur langsam wachsen und oft über viele Jahre Pflegebedürftigkeit in Nachsorgekrankenhäusern besteht, deren Bedarf folgerichtig durch diese Entwicklung wächst, aber nicht annähernd gedeckt ist.

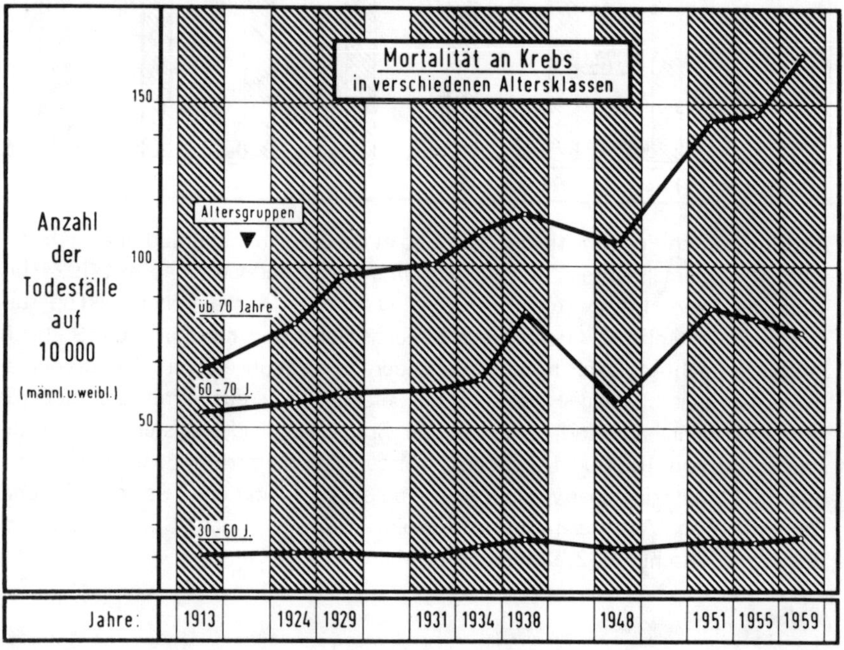

Abb. 8 Die Wandlung im Auftreten der Erkrankungen seit 100 Jahren in den verschiedenen Altersklassen anstelle früher vorherrschender Infektionskrankheiten, Seuchen usw. wird auch am Beispiel der Mortalität maligner Erkrankungen deutlich. Die Zunahme betrifft vor allem die Altersklasse der über 70jährigen, bei mäßiger Zunahme der 60–70jährigen und leichter Zunahme der 30–60jährigen. Insgesamt resultiert hieraus eine ***wesentliche Zunahme maligner Leiden,*** z. T. ist das Ergebnis auch Folge verfeinerter Diagnostik. Die Gesamtübersicht schließt nicht aus, daß einzelne Krebsarten besonders zugenommen haben. (Nach: Statist. Jahrb. d. Bundesrep. Dtschl. 1962. Kohlhammer, Mainz.) Stand 1977 s. Tab. 9 auf Seite 41.

Zuckerkrankheit

Eine Krankheit, welche nicht nur hinsichtlich spezieller diätetischer Behandlung von Bedeutung ist, stellt die *Zuckerkrankheit* (Diabetes mellitus) dar (Abb. 9 und 10). Auch sie hat mit dem Wandel unserer Lebens- und Ernährungsweise bedeutend zugenommen. Während noch vor wenigen Jahren vorwiegend der „zuckerarmen" Diät allein Rechnung getragen wurde, haben sich zur Vorbeugung von degenerativen Gefäßleiden, zu denen Diabetiker besonders neigen, heute die Berücksichtigung einer *gesunden Zufuhr aller Nährwertträger* als richtig erwiesen. Die früher empfohlene *überhöhte Fettzufuhr* fördert arteriosklerotische Gefäßveränderungen und -verschlüsse und führt häufig zu Übergewicht und damit verbundener schlechter Einstellungsmöglichkeit bei erhöhtem Insulinverbrauch. Auch Diabetes mellitus hat unter den gebesserten Ernährungsbedingungen seit 1948 (Währungsreform) beachtlich zugenommen. Die Diabeteshäufigkeit steigt im höheren Lebensalter und befällt nach MEHNERT unter 45 Jahren 2, über 45 Jahren 27,6 Personen unter 1000 Lebenden. Besonders gravierend ist *Fettsüchtigkeit* (s. Abb. 19). Nach MEHNERT häuft sich Zuckerkrankheit bei Übergewicht wie folgt:

Tabelle 4 Häufung von Zuckerkrankheit bei Übergewicht (nach MEHNERT aus „Geriatrie". Thieme, Stuttgart)

Körpergewicht	Personen	
10% Untergewicht	selten	(nach JOSLIN)
Normalgewicht	6,2	
Übergewicht		
10–19%	9,3	auf 1000
20–29%	20,0	Lebende
30–39%	16,2	
40–49%	40,0	
–50%	43,1	

Tab. 5 zeigt, daß weitaus *mehr Frauen* als Männer *an Zuckerkrankheit sterben,* vor allem jenseits des Klimakteriums. Zuckerkrankheit tritt vor allem im höheren Alter auf. Eine der wichtigsten vorbeugenden Maßnahmen ist die Bekämpfung von Übergewicht. Nach JOSLIN dürfte bei 10% Untergewicht das Auftreten eines Diabetes mellitus selten sein.

Tabelle 5 Mortalität an Zuckerkrankheit 1969–1971 (Bundesrepublik Deutschland) (aus „Das Gesundheitswesen der Bundesrepublik", Bd. 5, 1975)

Alter	Männer ♂	Frauen ♀
unter 5	7	3
5–10 Jahre	3	3
10–15 Jahre	6	6
15–20 Jahre	7	8
20–25 Jahre	10	7
25–30 Jahre	24	13
30–35 Jahre	43	22
35–40 Jahre	54	30
40–45 Jahre	84	51
45–50 Jahre	117	120
50–55 Jahre	138	152
55–60 Jahre	388	468
60–65 Jahre	816	1 170
65–70 Jahre	1324	2 069
70–75 Jahre	1317	2 772
75–80 Jahre	1126	2 930
80–85 Jahre	710	1 912
85–90 Jahre	280	730
über 90 Jahre	63	148
Gesamt	6518	12 615

Abb. 6 und *6a* zeigen am Beispiel der *Zuckerkrankheit*, wie wichtig die *Beachtung von Ernährungsregeln* neben medikamentösen Maßnahmen dort ist, wo sie anerkanntermaßen sehr wirksam sind. Nach der Entdeckung des *Insulins* 1921 durch BANTING und BEST konnte die Sterblichkeit an Diabetes mellitus zunehmend erfolgreich eingedämmt werden. Ein besonders starker Rückgang dieser Erkrankung ist in den kargen Kriegs- und Nachkriegszeiten zu vermerken, bis 1948 der Wohlstand und damit Überernährung (und Bewegungsmangel) einsetzten. Infolge dieser Entwicklung haben die Todesfälle besonders unter den *älteren Leuten* an Zuckerleiden derart zugenommen, daß *bereits 1959 mehr Frauen über 70 Jahre* an diesem Leiden *starben als 1932* (wenige Jahre nach der Einführung von Insulin). Obwohl wir heute über weitaus modernere Insulinpräparate und medizinische Erkenntnisse zur Behandlung der Zuckerkrankheit als damals verfügen (moderne Therapie des Elektrolyt- und Wasserhaushaltes, mo-

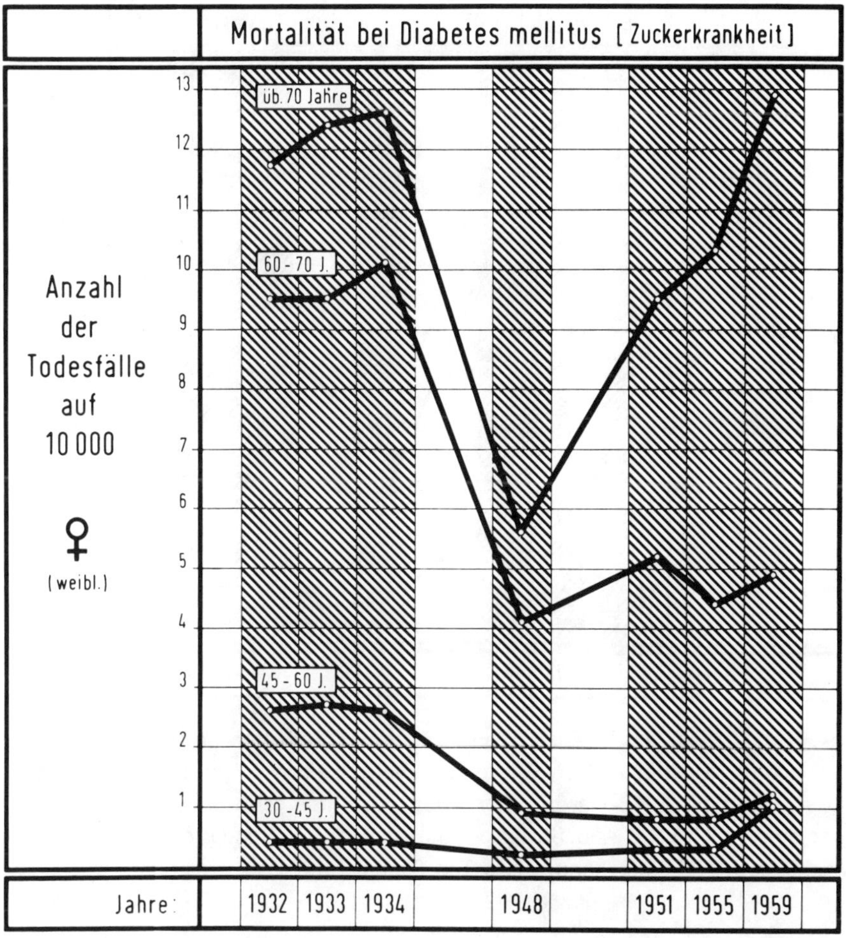

Abb. 9 zeigt das Verhalten der Sterblichkeit an ***Zuckerkrankheit*** beim ***weiblichen*** Geschlecht. Während noch in den dreißiger Jahren in den ersten Anfängen der ***Insulinanwendung*** die Sterblichkeit hoch lag, nimmt diese in den kargen Ernährungszeiten des Krieges bis zur Währungsreform 1948 beachtlich ab. Moderne Medikamente haben jedoch mit einsetzendem Wohlstand und überreichlicher und falscher Ernährungsweise nicht mehr das gehäufte Auftreten von Zuckerkrankheit zu beeinflussen vermocht. 1959 war die Sterblichkeit der über 70jährigen Frauen höher als 1932. Stand 1977 s. Tab. 9 auf Seite 41.
(Nach: Statist. Jahrb. d. Bundesrep. Dtschl. 1962. Kohlhammer, Mainz.)

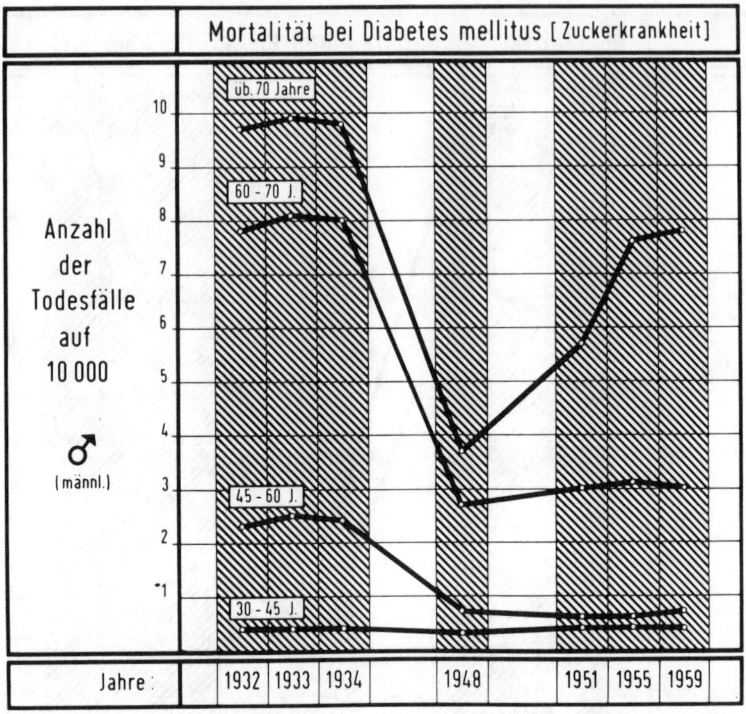

Abb. 10 zeigt als Ergänzung zu *Abb. 9* das Verhalten des *männlichen* Geschlechtes (Sterblichkeit an Zuckerkrankheit). In den kargen Ernährungszeiten des Krieges bis 1948 war die Mortalität wesentlich geringer, danach steigt sie rapide an (s. Text zu Abb. 9). (Nach: Statist. Jahrb. d. Bundesrep. Dtschl., 1962. Kohlhammer, Mainz.) Stand 1977 s. Tab. 9 auf Seite 41.

derne Kreislaufbehandlung usw.) haben sich die Fälle von Diabetes mellitus infolge falscher Ernährungs- und Lebensweise erneut derart gehäuft, daß die Todesquote sich wieder dem Stand der dreißiger Jahre nähert. Dieses Beispiel zeigt, wie wichtig die frühzeitige Beachtung moderner ernährungswissenschaftlicher Erkenntnisse ist.

Abb. 11 zeigt nach PFEIFFER die Zunahme der klinischen Fälle seit 1948/49 an *Diabetes mellitus* des Krankengutes der I. Mediz. Univ. Klinik, Frankfurt/ Main. Zum Vergleich verweisen wir auf *Abb. 12* über Zunahme von *Hochdruckerkrankungen* nach eigener Auswertung des Krankengutes der Bonner Mediz. Univ.-Klinik. Für beide *Abb. (11 und 12)* gilt übereinstimmend die beachtliche Abnahme der Erkrankungen in kargen Ernährungszeiten im und auch nach dem Krieg bis zur Währungsumstellung (1948). Mit Einsetzen besserer bzw. übermäßi-

Klinische Aufnahme von Patienten mit Diabetes mellitus (1945 60)

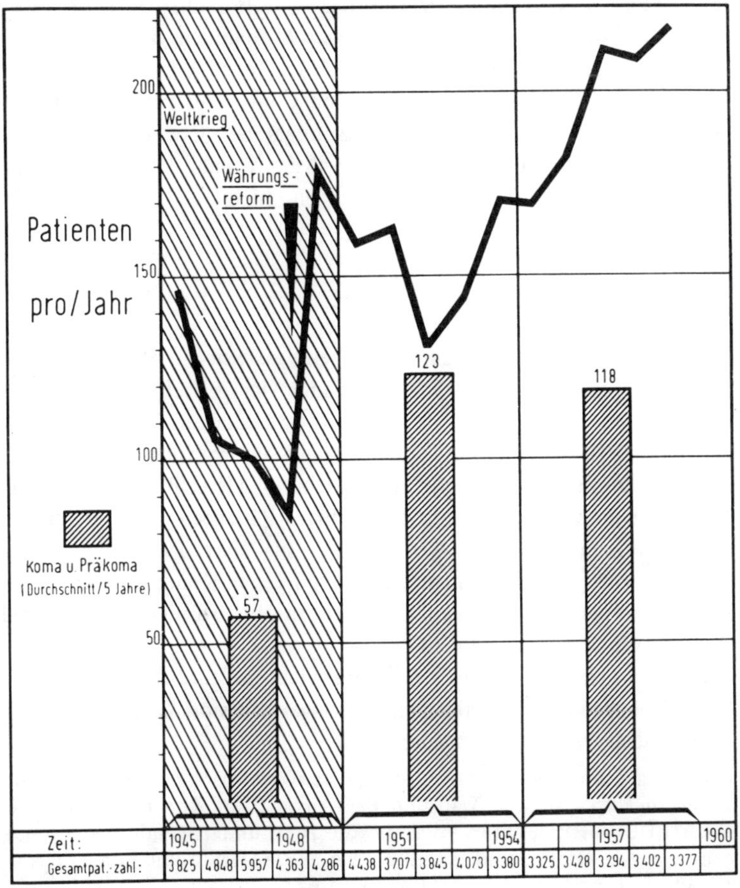

Abb. 11 Während in den Hungerjahren 1945–1947 die Fälle an ***Zuckerkrankheit*** beachtlich abnahmen, ist 1948/49 mit Einsetzen besserer Lebens- und ***Ernährungsbedingungen*** eine deutliche Zunahme feststellbar. Zugleich häufen sich die Fälle von Coma und Praecoma diabeticum um das Doppelte im Vergleich zur Zeit vor der Währungsreform. In ähnlicher Weise nehmen auch die Fälle von ***essentiellem Hochdruck*** seit 1948 zu. Der Einfluß von ***Übergewicht*** auf die Zuckerkrankheit ist erwiesen. Bei Reihenuntersuchungen fanden sich nach MEHNERT bei 40% Übergewicht sechsmal häufiger Zuckerkrankheit als bei Normalgewichtigen. Die Überlebenschancen im Coma diabeticum sinken mit zunehmendem Übergewicht. (Nach PFEIFFER: Internist 7 [1960], 319.)

ger und falscher Ernährung nimmt die Zahl von aufgenommenen Diabetikern, Bluthochdruckkranken, Herzinfarkten gewaltig zu. PFEIFFER beschreibt (Abb. 11) eine Zunahme der klinischen Aufnahmen von Zuckerkrankheit um über 100% von 1948 bis 1959. Zugleich treten im Vergleich zum Zeitraum von 1945 bis 1949 doppelt soviel Fälle von Coma und Praecoma diabeticum auf, deren Behandlungsprognose sich besonders bei Übergewichtigkeit stark verschlechtert. Bekanntlich hat auch die absolute Zahl der Diabetiker in Deutschland seit dieser Zeit in gleicher Weise zugenommen.

Bluthochdruck

Ähnliche Zahlenrelationen sind auch beim *essentiellen Hochdruck* bekannt, der oft gemeinsam mit Diabetes mellitus und Übergewicht vorkommt. Reduktion von Körpergewicht bringt Hochdruck und Zuckerkrankheit oft rasch zum Schwinden. Der Einfluß der Ernährung auf die Häufung Hochdruckkranker seit der Währungsreform ist nicht zu übersehen. STRAUB, MARTINI* u. a. schreiben über Untersuchungen an unterernährten Patienten während der Kriegsbelagerung von Leningrad von Oktober 1941 bis März 1942, daß nach Einsetzen besserer Ernährung die Zahl der Hypertoniker in Krankenhäusern und ambulanter Praxis epidemisch anstieg. Die meisten Hypertoniker verloren während der Hungerperiode ihren Hochdruck.
Bluthochdruck tritt gehäuft bei Übergewicht auf und führt bereits frühzeitig zu Veränderungen der Herzkranzgefäße. Umgekehrt sind Koronarsklerosen bei niedrigem Blutdruck wesentlich seltener.

RAU zeigte am Freiburger Sektionsgut schwere Aortensklerosen bei 30–40% der sezierten Hypertoniker, während das Ausmaß an Koronarsklerose 80% betrug. Nach BÜCHNER lehnten noch um die Jahrhundertwende bedeutende Pathologen wie ASCHOFF und Kliniker wie NEISSER ursächliche Zusammenhänge zwischen Hypertonie und Arteriosklerose ab. LIEBEGOTT und Mitarb. beschrieben schon bei relativ kurzer Hochdruckdauer in jugendlichen Jahren Koronarveränderungen. BÜCHNER zeigte bei Kindern mit Phäochromozytom oder chronisch-hypertonischen Nierenerkankungen schwere Sklerosen. Auch nach CLAWSON, BELL u. CLAWSON und zahlreichen anderen Autoren weisen 45% der Hypertoniker Koronarsklerosen auf. Umgekehrt bestehen höhere *Lebenserwartungen bei niedrigem Blutdruck.* Hypotoniker zeigten nach HUNTER um 25% geringere Mortalität an Koronarerkrankungen als Normotoniker, welche nach RAU nur in 5% ähnliche Gefäßveränderungen wie Hypertoniker aufwiesen. SCHETTLER beschreibt unter 350 Hypotonikern nur 1% Koronarinfarkte.
Die Ursachen des essentiellen Hochdrucks sind weiter ungeklärt, vielfältig und von PAGE in seiner *Mosaiktheorie* behandelt worden. Hiernach ist es unwahr-

---

* P. MARTINI: Münch. med. Wschr. 1, 33 (1953) und J. BROZEK und Mitarb.: J. Amer. med. Assoc. 28, 1569 (1948)

scheinlich, daß sich alle Formen der Hypertonie und Arteriosklerose durch *einen einzelnen* Mechanismus erklären ließen. Die arterielle Blutdruckregulation steht im komplizierten Gleichgewicht mit einer Vielzahl von Faktoren. Neben abnormen Gefäßreaktionen spielen mit zunehmender Zivilisation und Industrialisierung Heredität, exogene Belastungen (psychische Einflüsse, Lebenssituationen, Automation), mangelnde Bewegung usw. als Folge grundlegender Änderung von Lebensgewohnheiten eine große Rolle. Kein Einzelfaktor erscheint nach PFLANZ für die Häufung von Hochdruckerkankungen so wichtig wie Ernährungseinflüsse.

Abb. 12 zeigt, daß die Zahl der Hochdruckerkrankungen in den *kargen Ernährungszeiten* des Krieges bis 1948 selten war. SARRE beschreibt am Krankengut der Medizinischen Universitäts-Poliklinik Freiburg eine Abnahme der Hochdruckerkrankungen auf 9,5–11% (Abb. 12) (1945–1947), Zunahme auf 14% (1948) bis auf gegenwärtig 22%. Ernährungsabhängig sind allerdings nur diejenigen Formen von Bluthochdruck, die wir als *„essentiell"* bezeichnen (Ursache noch unbekannt) und nicht die sog. *„symptomatischen"* Hochdruckkrankheiten (als Folge primärer Leiden wie Nierenentzündungen usw.).

Unter den „essentiellen" Hypertonien überwiegt zu allen Zeiten das weibliche Geschlecht (mit ca. 14,4%) das männliche. Zeitpunkt und Art der Häufung von Hochdruckerkrankungen (1948/49) erlauben bereits gewisse Aussagen hinsichtlich ätiologischer Einflüsse. Daß allgemeine Ernährungseinflüsse und weniger der Kochsalzgehalt der Nahrung von Bedeutung sind, läßt sich durch folgende Befunde erhärten. Nach Berechnungen von Kostverordnungen des klinischen Krankengutes wurden im Krieg eher mehr NaCl verbraucht als später. In Ermangelung hochwertiger Nährwertträger wurden häufig salzhaltige Geschmackskorrigenzien verwendet. Ein abrupter Mehrverbrauch von NaCl seit 1948/49, dem Zeitpunkt signifikanter Häufung von Hypertonien, ist nicht bekannt. Seit über 10 Jahren werden in Westdeutschland ca. 12–15 g NaCl täglich verbraucht bei weiterer Zunahme von Hypertonieerkrankungen. Gerade die Tatsache, daß die Hochdruckerkrankungen seit 1960 weiter kontinuierlich zunehmen ohne vermehrten Kochsalzkonsum in Westdeutschland im gleichen Zeitraum, ist von großer Bedeutung und beweist, daß andere Faktoren als NaCl wichtig sind.

Es wurde oft diskutiert, daß Bevölkerungsgruppen mit hohem Salzkonsum vermehrt Hypertonien aufweisen. DAHL u. Mitarb. *fanden in Nordjapan in der Umgebung von Salzbergwerken 39% Hypertoniker bei 26 g NaCl-Verbrauch täglich,* in Südjapan 21% bei 14 g NaCl-Verbrauch und bei den Alaska-Eskimos nur selten Hypertoniker bei Verbrauch von 4 g täglich, einer Menge, die dem natürlichen Salzgehalt der Nahrung/Tag entspricht. Nach DAHL scheinen *bei extrem hohem Salzverbrauch Hochdruckerkrankungen zuzunehmen.*

Es ist zu berücksichtigen, daß Alaska-Eskimos mit vorwiegend ländlicher Bevölkerung unter schwierigen klimatischen und agrartechnischen Bedingungen leben und überwiegend körperlich arbeiten. Nach MORRIS liegt auch in hochzivilisier-

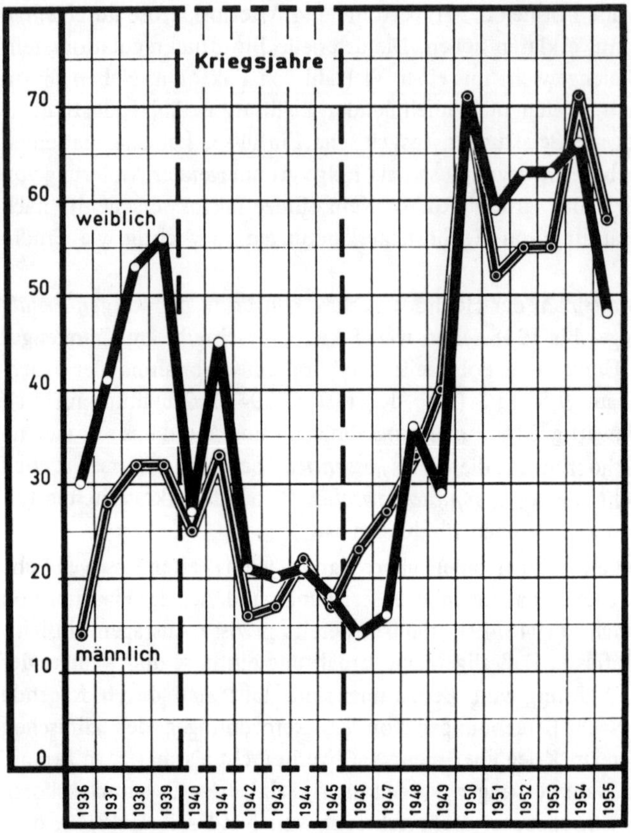

Abb. 12 zeigt am klinischen Krankengut die ***Häufung von Hochdruckerkrankungen*** seit 1948/49. Gerade der Schnittpunkt der Währungsreform um 1948/49 mit einer plötzlichen Häufung von Hochdruckerkrankungen (nicht der Termin des Kriegsendes 1945) spricht für den maßgeblichen Einfluß von Ernährungseinflüssen. Wichtig ist ferner, daß Hochdruckerkrankungen auch noch im Zeitraum von 1960–1964 kontinuierlich anstiegen, in welchem der Salzgehalt der Nahrung kaum zugenommen hat. Hypertoniekranke machen gegenwärtig über 25% des Krankengutes aus.
(Aus HOLTMEIER, H.-J.; Kochsalzarme Kost. Thieme, Stuttgart 1960).

ten Ländern wie England die ***Sterblichkeit*** infolge Hypertonie, Koronarinfarkt im Gegensatz zu höheren Sozialklassen bei körperlich intensiv arbeitenden Berufen (Landwirtschaft, Baugewerbe usw.) *niedrig.*

In den letzten Jahren sind in allen Teilen der Welt nach PFLANZ umfangreiche Untersuchungen eingeleitet worden, Vorkommen und Ursachen der „essentiellen" Hypertonie in verschiedenen Ländern, Bevölkerungsgruppen, sozialen Schichten usw. zu untersuchen. Das Repräsentantenhaus des amerikanischen Staates Massachusetts hat eine Kommission bekannter Wissenschaftler veranlaßt, in mehreren Bänden wissenschaftliche Arbeiten über das Hochdruckproblem der 20 wichtigsten Sprachgebiete aus 19 000 Publikationen auszuwerten. Hierzu veranlaßte sie u. a. zunehmende *Arbeitsunfähigkeit* und vorzeitige Abnahme der Lebenserwartungen der amerikanischen Bevölkerung infolge *ungewöhnlicher Zunahme* der ernährungsabhängigen sogenannten degenerativen *Herz-, Kreislauf-, Gefäßerkrankungen,* unter denen die Hypertonie eine führende Rolle einnahm. Das wichtigste Resultat der amerikanischen Untersuchungen ist die Feststellung, daß *kein Einzelfaktor* unter zahlreichen Gesichtspunkten *so sehr berücksichtigt werden muß*, wie das relative Körpergewicht bzw. *Übergewicht.*

Abb. 13 zeigt, daß *Hochdruckkrankheiten* im *Alter* zunehmen und bis zum 60. Lebensjahrzehnt ihr Maximum erreichen. Hochdruck ist häufige Ursache von Herzinfarkt, Schlaganfällen, Beschleunigung arteriosklerotischer Gefäßleiden. Gelegentlich gelingt es, bestehenden Hochdruck durch Gewichtsabnahme bei Übergewichtigen oder durch Behebung von psychischen Konflikten und Spannungen zu beheben. Die konsequente Überwachung und evtl. dauerhafte medikamentöse und diätetische Behandlung ist in Anbetracht der oben aufgezeigten Gefahren von größter Bedeutung. Nur wenn der Hochdruck rechtzeitig und anhaltend über

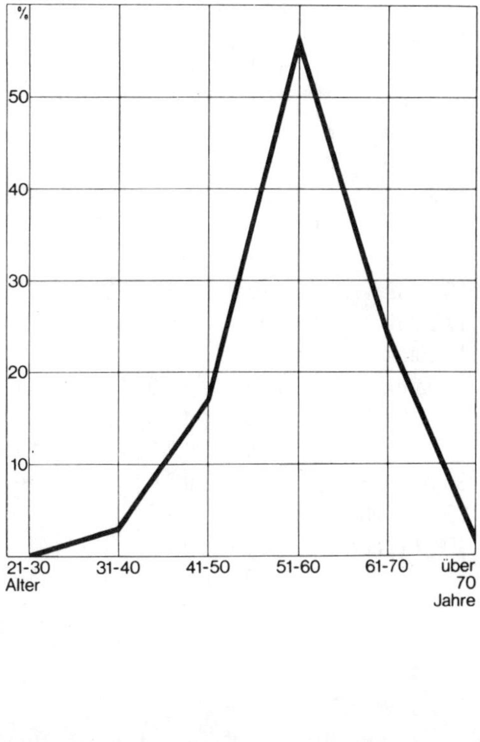

Abb. 13 Altersverteilung des essentiellen Hochdrucks (nach BILECJI, HOLTMEIER, SCHIFF)

Tabelle 6 Blutdruckwerte des Gesunden

Arterieller Blutdruck in verschiedenen Lebensaltern (in Torr)

Alter	Systolisch				Diastolisch				Literatur
	Männer		Frauen		Männer		Frauen		
	Mittelwert	*s*	Mittelwert	*s*	Mittelwert	*s*	Mittelwert	*s*	
1 Tag	70	5							1
3 Tage	72	6							1
9 Tage	73	6							1
3 Wochen	77	5							1
3 Monate	86	5							1
6–12 Monate	89	14,5	93	9,1	60	10,0	62	9,3	2
1 Jahr	96	15,2	95	11,9	66	12,3	65	15,0	2
2 Jahre	99	12,4	92	12,2	64	12,3	60	11,7	2
3 Jahre	100	12,4	100	11,2	67	11,7	64	8,3	2
4 Jahre	99	10,1	99	10,6	65	5,1	66	9,8	2
5 Jahre	92	6,0	92	6,5	62	7,5	62	6,5	3
6 Jahre	94	6,5	94	7,0	64	7,5	64	7,0	3
7 Jahre	97	6,5	97	7,0	65	7,5	66	7,5	3
8 Jahre	100	6,5	100	7,0	67	7,0	68	7,0	3
9 Jahre	101	6,5	101	7,0	68	6,5	69	7,0	3
10 Jahre	103	6,5	103	7,0	69	6,0	70	6,5	3
11 Jahre	104	6,5	104	7,0	70	5,5	71	6,5	3
12 Jahre	106	6,5	106	7,0	71	5,0	72	7,0	3
13 Jahre	108	6,5	108	6,5	72	5,0	73	7,5	3
14 Jahre	110	6,5	110	6,5	73	5,0	74	8,5	3
15 Jahre	112	7,0	112	7,0	75	5,5	76	9,5	3
16 Jahre	118	12,2	116	12,1	73	10,3	72	9,6	4
17 Jahre	121	12,9	116	11,5	74	9,4	72	9,2	4
18 Jahre	120	12,0	116	11,4	74	10,0	72	8,6	4
19 Jahre	122	15,0	115	11,9	75	10,3	71	8,9	4
20–24 Jahre	123	13,8	116	11,8	76	9,9	72	9,7	4
25–29 Jahre	125	12,6	117	11,4	78	9,0	74	9,1	4
30–34 Jahre	126	13,6	120	14,0	79	9,7	75	10,8	4
35–39 Jahre	127	14,2	124	139	80	10,4	78	10,0	4
40–44 Jahre	129	15,1	127	17,1	81	9,5	80	10,6	4
45–49 Jahre	130	16,9	131	19,5	82	10,8	82	11,6	4

Tabelle 6 (Fortsetzung)

Arterieller Blutdruck in verschiedenen Lebensaltern (in Torr)

Alter	Systolisch				Diastolisch				Literatur
	Männer		Frauen		Männer		Frauen		
	Mittel-wert	*s*	Mittel-wert	*s*	Mittel-wert	*s*	Mittel-wert	*s*	
50–54 Jahre	135	19,2	137	21,3	83	11,3	84	12,4	*4*
55–59 Jahre	138	18,8	139	21,4	84	11,4	84	11,7	*4*
60–64 Jahre	142	21,1	144	22,3	85	12,4	85	13,0	*4*
65–69 Jahre	143	26,0	154	29,0	83	9,9	85	13,8	*5*
70–74 Jahre	145	26,3	159	25,8	82	15,3	85	15,3	*5*
75–79 Jahre	146	21,6	158	26,3	81	12,9	84	13,1	*5*
80–84 Jahre	145	25,6	157	28,0	82	9,9	83	13,1	*5*
85–89 Jahre	145	24,2	154	27,9	79	14,9	82	17,3	*5*
90–94 Jahre	145	23,4	150	23,6	78	12,1	79	12,1	*5*
95–106 Jahre	145	27,5	149	23,5	78	12,7	81	12,5	*5*

Literatur zu Tabelle 3: 1 (Systolisch) HOLLAND und YOUNG, Brit. med. J., 2 (1956), 1331; (Diastolisch) DEXTER u. Mitarb., Preeclamptic and Eclamptic Toxemia of Pregnancy, Boston (1941), zitiert nach SMITH, C. A., The Physiology of the Newborn Infant, Oxford (1959). 2 ALLEN-WILLIAMS, G. M., Arch. Dis. Childh., 20 (1945), 125. 3 FABER und JAMES, Amer. J. Dis. Childh., 22 (1921), 7. 4 MASTER u. Mitarb., Normal Blood Pressure and Hypertension, Philadelphia (1952). 5 MASTER u. Mitarb., Ann. intern. Med., 48 (1958), 284. (Tab. aus: Wiss. Tab. von Geigy, Thieme 1975).

Jahre behandelt wird, kann den obigen Spätfolgen als häufiger Todesursache alter Menschen vorgebeugt werden.
Es besteht häufig bei alternden Menschen darüber Unklarheit, welche Höhe ihr Blutdruck erreichen darf. Hierüber gibt es genaue Zahlenangaben (Tab. 6). Grundsätzlich gilt, daß auch der alternde Mensch im hohen Alter Blutdruckwerte im Bereich zwischen 110–140/60–80 mm HG wie in seinen jungen Jahren behalten darf. Hier von „Unterdruck" zu sprechen, wäre grundfalsch. Jedoch darf der alternde Mensch mit zunehmender Gefäßverkalkung in den höheren Dezennien auch einen zunehmenden Blutdruck aufweisen. Die Regel „100 mm Hg + Alter" gibt grobschematisch recht annehmbare Werte. So sind Blutdruckwerte im Alter von 60 Jahren mit 160/80 mm Hg normal. Der Normbereich in

jungen Jahren liegt bei Werten bis zu 140/80 mm Hg. Die Tab. 6 zeigt, daß im höheren Alter der Blutdruck ansteigen darf, (Zunahme des Streubereiches s) aber nicht anzusteigen braucht.

Herzinfarkt

Abb. 14 zeigt die Zunahme der ernährungsabhängigen, degenerativen Herz- und Kreislaufleiden über den Zeitraum eines halben Jahrhunderts von 1906 bis 1962 (besonderer Anstieg seit 1948). Die große Bedeutung von Ernährungseinflüssen für diese Krankheiten je nach Wohlstand oder in Krisenzeiten ist bekannt. Herzinfarkte, Bluthochdruckleiden, Apoplexien, Gefäßveränderungen usw. sind während der Mangelernährung des Krieges und bis zur Währungsreform und dem Einsetzen besserer Lebensbedingungen eine Seltenheit gewesen. Auch in den

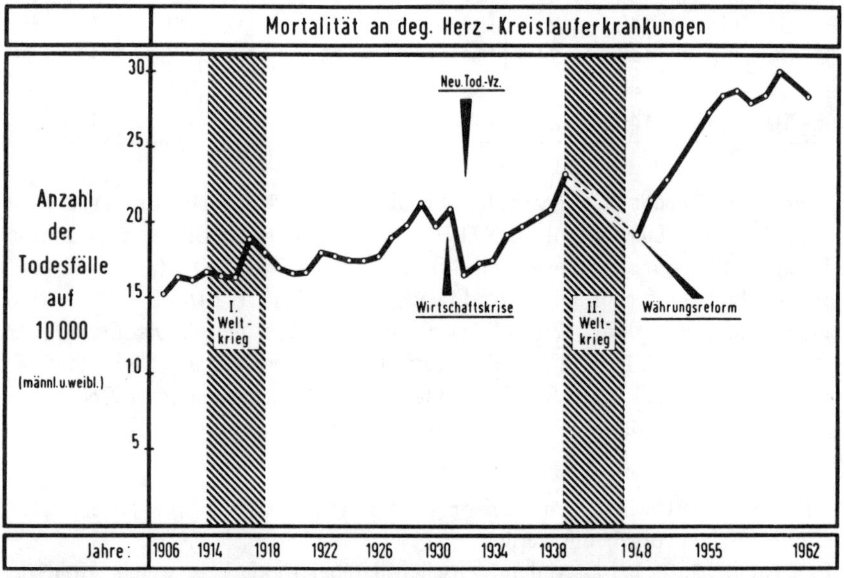

Abb. 14 Die ***Mortalität an degenerativen ernährungsabhängigen Herz-Kreislauf-Gefäßleiden*** überwiegt nicht nur relativ gegenüber anderen Erkrankungen in den Todesstatistiken, sondern hat seit der Jahrhundertwende, insbesondere aber seit Ende des letzten Weltkrieges auch infolge übermäßiger und falscher Ernährungsweise seit 1948 (Währungsreform) bedeutend zugenommen. Frühzeitige Aufklärungsmaßnahmen über eine gesunde Ernährung und Lebensweise sind deshalb dringend erforderlich. Auch die Wirtschaftskrise 1973 bis heute erbrachte einen Rückgang an Todesfällen durch Herz-Kreislaufkrankheiten 1977 erstmals um 13 300.

vergangenen Jahrhunderten galten Erkrankungen wie Schlaganfall, Herzkranzgefäßleiden usw. als typische Leiden der wohlhabenden Schichten. SYDENHAM sah in ihnen einen „gerechten göttlichen" Ausgleich zur Armut des Volkes. *Abb. 14* zeigt den deutlichen Rückgang zwischen 1939–1948.

Aus dem Bericht des *Statistischen Bundesamtes der Bundesrepublik Deutschland* (1978) geht hervor, daß nunmehr die Gruppe der *ernährungsabhängigen Herz-Kreislauf-Gefäßleiden* mit 46% (1963 = 40%) bis 1975/76 weiter beachtlich zugenommen hat und z. Z. die bedeutendste Todesursache ausmacht. *Über die Hälfte* der Todesfälle betrafen nach LEUTNER* Krankheiten der Herzkranzgefäße (Männer 13%, Frauen 7%).

Abb. 15 Ein Blick in andere Länder zeigt, daß die hohe Infarktsterblichkeit kein schicksalhaftes Geschehen ist, sondern von der Umwelt bestimmt wird. Nach den standardisierten Sterbeziffern verstarben 1975 an Herzinfarkt in

Japan	40
Frankreich	52
Italien	64
Bundesrepublik Deutschland	104
Schottland	112
Wales	132
USA	168
Finnland	213

(Bei den bösartigen Erkrankungen gibt es gleichfalls große Unterschiede in den einzelnen Ländern, die u. a. auf Umwelteinflüsse zurückgehen.)

1977 starben 136 193 Menschen an Krankheiten der Herzkranzgefäße mit sonstigen Gefäßstörungen (Männer 11%, Frauen 15%). Besonders bedrohlich ist die gehäufte Sterblichkeit an Herzkranzgefäßleiden gegenüber 1963 *jetzt bereits (1974) unter den 40–44jährigen Männern.* Der Bericht kommt zum Schluß, daß *„in zunehmendem Maße jüngere Altersgruppen" in die Sterblichkeit an diesen Todesursachen einbezogen werden, was als „alarmierend" bezeichnet werden muß.* Erstmals nahmen 1977 die Sterbefälle an Herzinfarkt in Deutschland um 4% ab. Wie 1928 (Abb. 14), könnten die Wirtschaftskrise und Arbeitslosenzahlen mit von Bedeutung sein (Verdienstausfall, Rückgang des Wohlstandes).

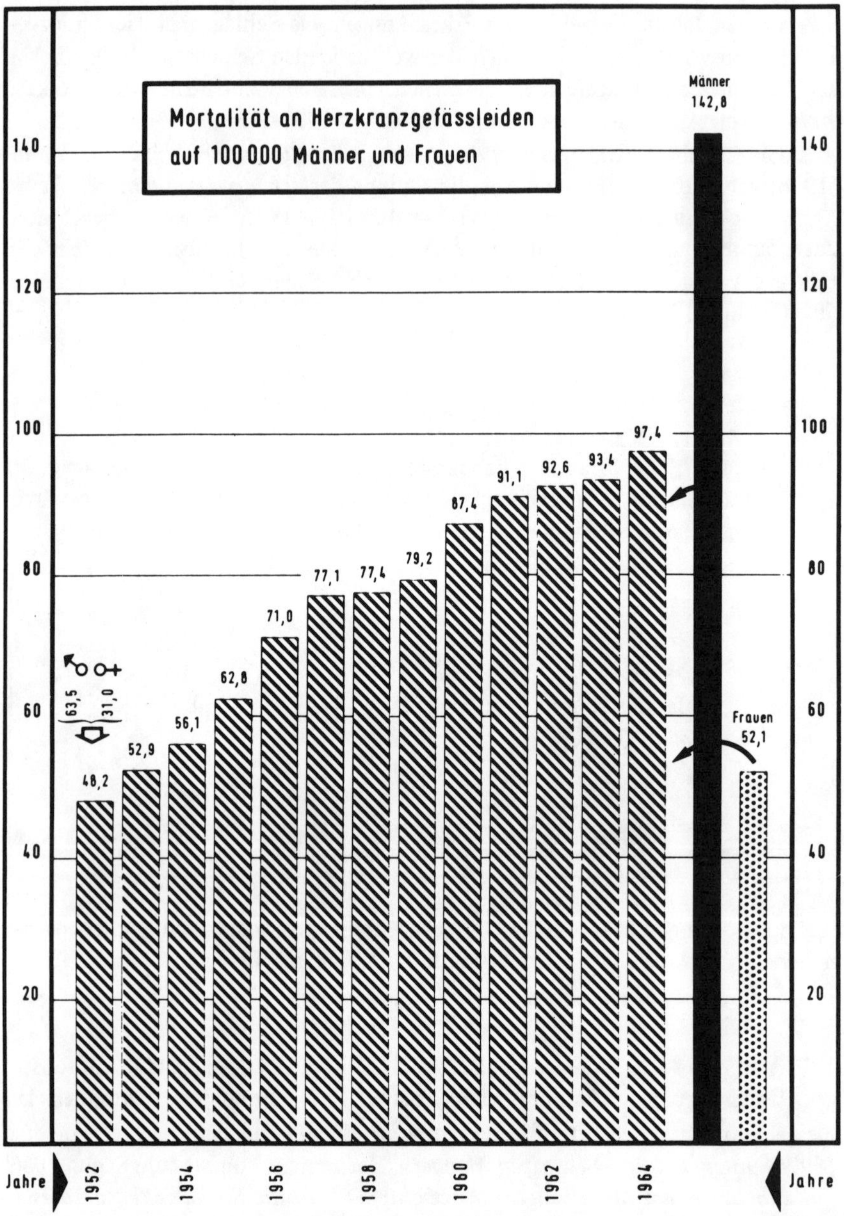

Abb. 16 zeigt die ***Mortalität an Herzkranzgefäßleiden*** von 1952 bis 1964. Die Zahl der Todesfälle ist beim ***männlichen Geschlecht*** von 48,2 auf 142,8 angestiegen und hat sich somit fast vervierfacht. Heute ist bereits die Altersklasse der 40—44jährigen gefährdet. Infolge hormoneller Bedingungen ist das weibliche Geschlecht bis zum Klimakterium wesentlich seltener betroffen. Stand 1977 s. Tab. 9 auf Seite 41 (Gesamtmortalität).

Hirnblutungen

Gehirnblutungen und sonstige Gefäßleiden des Zentralnervensystems gehören mit zu den *typischen ernährungsbeeinflußbaren* Krankheiten, die in unserem Jahrhundert, besonders seit 1948, mit dem Einsetzen von besserer, überreichlicher Ernährung beachtlich zugenommen haben. *1963 und 1964 lag der prozentuale Anteil an der Gesamtmortalität in Deutschland bei 15%,* dagegen 1923, *40 Jahre zuvor, noch bei 5,4%.* Auch hier zeichnet sich der große Wandel im Auftreten von Todesursachen in Richtung der degenerativen, ernährungsbeeinflußbaren Leiden ab. In den USA starben bereits 1952 170 000 Menschen an Schlaganfall, davon *25% im erwerbsfähigen Alter.* Besonders hoch ist der Anteil derer, die bereits in jungen Jahren einen Schlaganfall erleiden und ihr Leben lang erwerbsunfähig bleiben. *Nur 10,4% aller Patienten, die einen Schlaganfall erlitten, können später wieder ohne Störungen ihre Arbeit aufnehmen;* bei den übrigen kommt es entweder zum Tod, oder sie bleiben ein Leben lang der Fürsorge anvertraut. *Abb. 18* zeigt übersichtlich, welche Überlebenschancen ein Mensch hat, der an Schlaganfall erkrankt. Nach BERNSMEIER entfielen 2/3 aller Schlaganfälle auf Altersgruppen im *Erwerbsalter* zwischen 35–65 Jahren mit besonderer Häufung ab 45. Lebensjahr.

Als Folge der Zunahme der degenerativen, ernährungsbeeinflußbaren Herz-Kreislauf-Gefäßleiden hat sich in Deutschland nach BERNSMEIER das Vorkommen von *Schlaganfällen* von 1923/25 bis 1953 nahezu *verdreifacht* (s. Abb. 18). Eine ähnliche Entwicklung ist auch in den meisten anderen hochentwickelten Industrienationen zu beobachten und zeigt, in welchem Grad sich die Todesursachen seit der Jahrhundertwende in einem Wandel befinden. Als häufigste Ursache von Schlaganfällen fand BERNSMEIER Arteriosklerose und Hochdruck.

Tabelle 7 ***Zunahme des Schlaganfalls als Todesursache von 1923/25 bis 1953 in einigen europäischen Ländern in % der Gesamtmortalität.*** (Aus BERNSMEIER, A.: 8. Internat. Kongreß f. Lebensversicherungsmedizin, Luzern 1964, und der Fachserie „Gesundheitswesen", Kohlhammer 1978.)

	Anteil an Gesamtmortalität in %			
	1923/25	1953	1971	1977
Norwegen	7,1	15,7		
Schweden	6,6	14,6		
England	5,9	12,3		
Deutschland	***5,4***	***13,8***	***14,8***	***16,0***
Frankreich	5,2	10,9		
Schweiz	3,7	13,7		

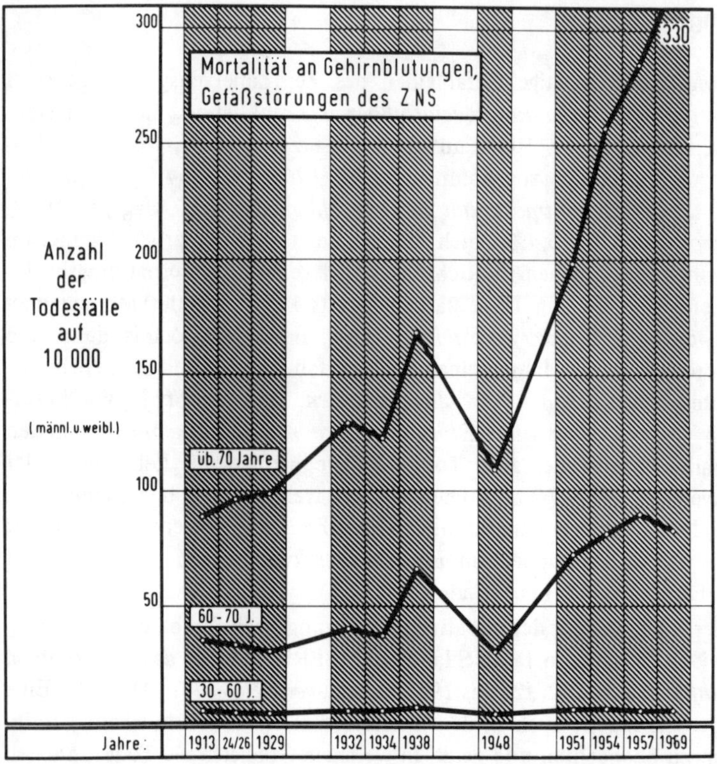

Abb. 17 zeigt die beachtliche ***Zunahme von Gehirnblutungen*** seit 1913, besonders ausgeprägt seit 1948 mit Einsetzen besserer Ernährung und Lebensweise. In den mageren Kriegszeiten waren diese Leiden eine Seltenheit. (Aus: HOLTMEIER, H.-J.: Diät bei Übergewicht und gesunde Ernährung, 6. Aufl. Thieme, Stuttgart 1975.) Stand 1977 s. Tab. 9 auf Seite 41.

Aus dieser Feststellung resultiert die wichtige Erkenntnis, daß prophylaktische Maßnahmen *zur Vorbeugung von Krankheiten des alternden Menschen ungewöhnlich früh, also möglichst bereits zu Beginn des 30. Lebensjahres einsetzen müssen,* wenn sie erfolgreich die Entwicklung degenerativer ernährungsbedingter Leiden beeinflussen sollen.

Überlebenschance nach Schlaganfall

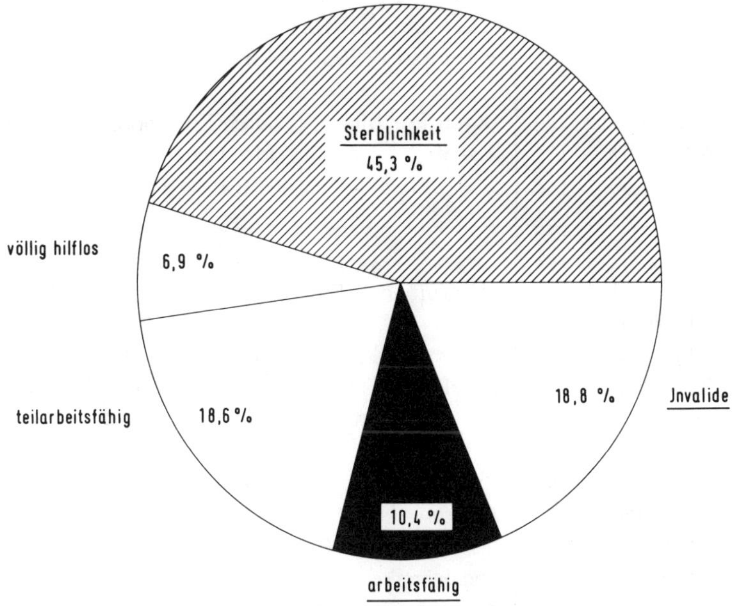

Abb. 18 zeigt, welche ***Gefahren für Gesundheit und Leben durch einen Schlaganfall entstehen.*** Die Häufung von Apoplexien in jüngeren Altersklassen stellt auch, sozialpolitisch gesehen, ein großes Problem dar. Immer mehr häuft sich die Zahl der arbeitsunfähigen Menschen bereits im mittleren Lebensalter. Die ***Abb.*** demonstriert eindringlich die große Bedeutung von Maßnahmen der Präventivmedizin zum Vorbeugen einer solchen Entwicklung. (Nach BERNSMEIER, A.)

Tabelle 8 ***Formen des Schlaganfalls.*** Analyse von 275 aufeinanderfolgenden Behandlungsfällen

Enzephalorrhagie 49–17,8%		Hirninfarkt: 205 = 74,6%				Intermittierende Ischämie 21–7,6%	
		durch Embolie 13,1%		durch Thrombose oder Ischämie 61,5%			
	%		%		%		%
hypertonische Massenblutung	69	Mitralvitien	59	Hypertonie und Arteriosklerose	57	Hypertonie und Arteriosklerose	48
Subarachnoidalblutung (Aneurysma)	14	Herzinfarkt	22	Arteriosklerose od. Arteritis	34	Arteriosklerose	47
Blutkrankheiten	14	Endokarditis	8	ungeklärt	9	ungeklärt	5
ungeklärt	3	Arteriosklerosen	6				
		ungeklärt	5				

(Aus BERNSMEIER, A. und U. GOTTSTEIN).

Übergewicht

Kaum ein Zustand oder, richtiger gesagt, eine Funktionsanomalie bringt so große Gefahren für Volksgesundheit, Leistungsfähigkeit und Lebenserwartung mit sich wie *Übergewicht (Abb. 19).* Als Ursache der Häufung zahlloser Leiden wie Zuckerkrankheit, Bluthochdruck, Herzinfarkt usw. gilt Übergewichtigkeit in den *Vereinigten Staaten von Nordamerika* z. Z. als gefährlichste „Volksseuche" und wird es auch in Deutschland bald sein. Die Lebenserwartung sinkt nach Berechnungen (mit statistischer Signifikanz) an Millionen von Versicherungsträgern in den USA bei 10% Übergewichtigkeit bereits um 15%, bei 20% Übergewicht um 40%. Diese Zahlen, welche in *Abb. 19* graphisch nochmals eindringlich dargestellt sind, können nicht ernst genug genommen werden und bestätigen die Wichtigkeit frühzeitiger ernährungstherapeutischer Beratung der Bevölkerung. Die günstigsten Lebenserwartungen finden sich bei ca. 10% Untergewicht.

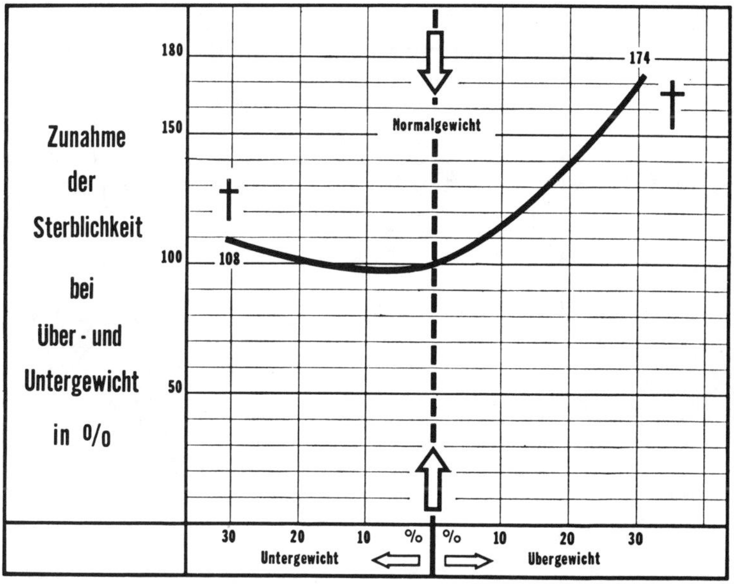

Abb. 19 Die Darstellung zeigt, wie drastisch *Übergewicht die Lebenserwartung beeinflußt.* Als vorteilhaft haben sich 10% Untergewicht erwiesen. Bereits 10% Übergewicht beeinträchtigt die Lebenserwartung um 15%, 20% Übergewicht um fast 40%. Es handelt sich um die Auswertung Millionen Versicherter. (Aus HOLTMEIER, H.-J.: Diät bei Übergewicht und gesunde Ernährung, 6. Aufl. Thieme, Stuttgart 1975.)

Die häufigsten Todesursachen im Alter

Abb. 20 zeigt eine Übersicht über die *häufigsten Todesursachen* (1964) in verschiedenen Lebensjahrzehnten. Im hohen Alter überwiegen Gehirnblutungen, Gefäßleiden sowie arteriosklerotische, degenerative Herzleiden, die *ernährungsbeeinflußbar* sind, über bösartige Neubildungen, während Pneumonien infolge moderner antibiotischer Behandlung ähnlich wie Mortalität infolge Altersschwäche *(Abb. 7)* im Gegensatz zur Zeit vor 30 Jahren abgenommen haben. *Abb. 20* beweist, daß die moderne Medizin heute vorwiegend anderen Krankheitsproblemen als vor 100 Jahren gegenübersteht, welche neue soziale und gesundheitspolitische Probleme mit sich bringen, wobei degenerative Erkrankungen überwiegen, die sich über Jahre entwickeln, langsam auftreten und oft schon in mittleren Lebensjahren zu Komplikationen führen. Dies zeigt, wie wichtig frühzeitige Aufklärung der Bevölkerung über die *Grundsätze richtiger Ernäh-*

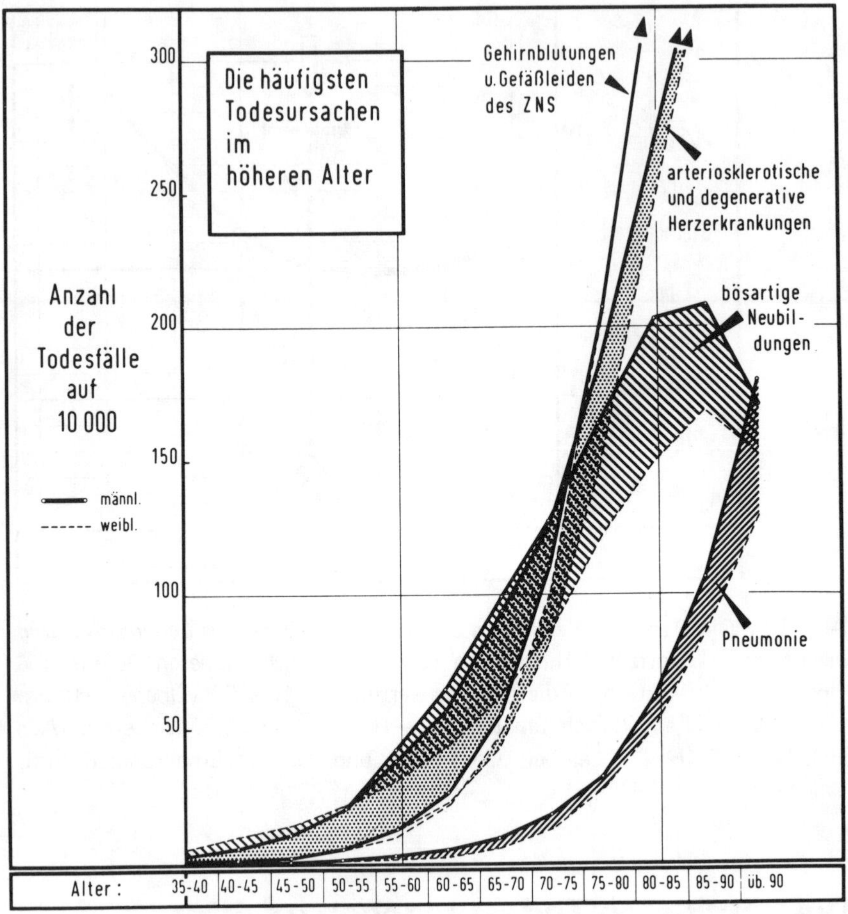

Abb. 20 Moderne medizinische und hygienische Maßnahmen haben nicht nur die Lebenserwartungen in Deutschland von 35,6 Jahren bis 1960 auf 70 Jahre erhöht, sondern auch einen vollständigen *Wandel* im Vorkommen von Krankheiten geschaffen. Noch 1349 starben 25% der Bevölkerung an Pest, 10% an Pocken, viele an Tuberkulose, Syphilis, Lungenentzündungen usw. Bis 1920 überwogen Darmkatarrh, Brechdurchfälle, Typhus usw. Die Abbildung zeigt die häufigsten Todesursachen 1977 infolge von Gefäßleiden, arteriosklerotischen, degenerativen ernährungsabhängigen Krankheiten, besonders der älteren Leute. Hieraus ergibt sich die große Bedeutung der ***Ernährungswissenschaften*** im Sinne einer frühzeitigen Aufklärung der Bevölkerung, durch richtige Ernährungsweise den Krankheiten des Alters vorzubeugen, um ein langes und gesundes Leben zu erreichen. Stand 1977 siehe Tab. 9 auf Seite 41.

rungs- und Lebensweise ist. Nirgends besitzt der Arzt so segensreiche Möglichkeiten, Krankheiten vorzubeugen und Leben zu verlängern helfen als auf ernährungstherapeutischem Gebiet.

Tab. 9 zeigt nach einer *Veröffentlichung des Statistischen Bundesamtes* in Deutschland die Todesursachen im Jahr 1977. Die Gruppe der *ernährungsabhängigen Herz-Kreislauf-Gefäßleiden* steht an erster Stelle und hat bereits in jüngeren Dezennien alarmierend zugenommen.

Die Tabelle zeigt, daß die Gruppe *Herz-Kreislauf-Gefäßleiden und Gehirnblutungen an erster* Stelle des Todesregisters steht (ernährungsabhängige Krankheiten), an *zweiter Stelle* folgen bösartige Neubildungen, an *dritter* Unfälle (einschl. Vergiftungen).

Tabelle 9 ***Sterbefälle nach einigen ausgewählten Todesursachen***

Todesursache*	Gesamt zahl	1977 auf 100 000 Einw.
Infektiöse und parasitäre Krankheiten	5 234	8,5
Bösartige Neubildungen	143 861	234,3
darunter der Atmungsorgane	25 973	42,3
Herz-, Gefäß- und Kreislaufkrankheiten	332 768	542,0
darunter Erkrankungen der Herzkranzgefäße	136 193	221,8
Gehirnblutung und sonstige Gefäßstörungen des Zentralnervensystems	98 418	160,3
Sonstige Krankheiten des Kreislaufsystems	43 646	71,1
Grippe	675	1,1
Lungenentzündung	13 304	21,7
Krankheiten der Atmungsorgane	38 894	66,2
Krankheiten der Verdauungsorgane	38 894	63,4
Zuckerkrankheit	16 640	27,1
Unfälle und Vergiftungen	30 416	49,5
darunter Kraftfahrzeugunfälle	14 551	23,7
Selbstmord	13 920	22,7
Mord und Totschlag	720	1,2
Gestorben insgesamt	704 922	

* Nr. des Deutschen Todesursachenverzeichnisses

(Aus R. LEUTNER: Fachserie 12 „Gesundheitswesen", Kohlhammer 1978)

Der grundlegende Wandel der Todesursachen geht auch aus einer Darstellung von LEUTNER aus dem Statistischen Bundesamt für Deutschland hervor (Näheres s. Fachserie 12 Gesundheitswesen, Reihe 4, Todesursachen; Kohlhammer.) Bei kaum veränderter *Gesamtsterblichkeit* haben die *Haupttodesursachen* von *1924/26 von 52,9%* (Tab. 10) bis 1971/72 auf 77,5% (Tab. 11) zugenommen. Zugleich ist eine *Konzentration der Sterblichkeit auf 2 große Gruppen* (Herz-Kreislaufleiden, bösartige Neubildungen) bis 1971/72 zu verzeichnen. Der Tod an *Herz-Kreislaufleiden* hat von 1924/26 von 14,8% bis *1971/72 auf 46,0% zugenommen* und steht somit an der Spitze aller Todesursachen. Alle anderen Todesursachen einschließlich die der Infektionskrankheiten, welche noch 1924 (Tab. 10) mit 21% überwogen, sind in den Hintergrund getreten.

Tabelle 10 *Todesursachen 1924/26* (n. LEUTNER 1967). (Statistisches Bundesamt, Wiesbaden)

Infektionskrankheiten einschl. Grippe, Pneumonie, Tbc	21,0%	
Herz-Kreislaufkrankheiten	**14,8%**	31,9%
Bösartige Neubildungen (korrig.)	11,7%	
Unnatürl. Todesursachen	5,4%	
	52,9%	

Tabelle 11 *Todesursachen 1977* (n. LEUTNER)

Herz-Kreislaufkrankheiten	**46,0%**	72,7
Bösartige Neubildungen	19,7%	
Unnatürl. Todesursachen	7,0%	
Infektionskrankheiten einschl. Grippe, Pneumonie, Tbc	4,8%	
	77,5%	

Änderung der Ernährungs- und Lebensweise im Industriezeitalter

Der *„Fortschritt"* unseres Jahrhunderts bedeutet keine ungetrübte Freude. Der Wohlstand, welcher heute in einem nie gekannten Ausmaß die Masse des Volkes betroffen hat, bedeutet eher ein *Danaergeschenk.* Es ist Aufgabe des Arztes, gegen falsche Lebens- und Ernährungsweise anzugehen. Aber in nichts ist die menschliche Seele uneinsichtiger und hartnäckiger, als wenn es um die Änderung selbst lebensgefährdender schlechter Gewohnheiten geht. Diese Schwierigkeiten haben mit zunehmendem Wohlstand eher zu- als abgenommen.
In welchem Ausmaß sich unsere Ernährungsbedingungen seit 100 Jahren verändert haben, geht aus der nachfolgenden Schilderung hervor.
Die *Ernährungsgewohnheiten* haben sich in Deutschland seit einem Jahrhundert *grundlegend* geändert, wie dies aus *Abb. 21* hervorgeht.

Hierbei sind die Zunahme des Sozialproduktes und die Angleichung der verschiedenen *Sozialklassen* von Bedeutung. Die kleine Gesellschaftsschicht der sog. „oberen" Klassen des Mittelalters, welche alleine sich Ernährungsgenüsse nach Wunsch erlauben konnten, während die Mehrzahl der arbeitenden Bevölkerung noch bis zur Jahrhundertwende karg lebte, gibt es heute nicht mehr. In der modernen Industriegesellschaft unseres Jahrhunderts ist das Einkommen des einzelnen so gestiegen, daß sich die *Mehrzahl der Bevölkerung eine überreichliche Nahrung* und Genußmittel nach Wunsch *erlauben* kann. Eigene Umfrageuntersuchungen ergaben, daß heute die Oberschicht sich eher zurückhaltend ernährt, während der überwiegende *Teil des Volkes* durch falsche Ernährungs- und Lebensweise die Gesundheit gefährdet. Im Vergleich zu 1850 besteht ein deutlicher *Mehrverbrauch in Kalorien* (1850 um 2700 Kalorien, 1975 um 3000 Kalorien), und eine deutliche *Verschiebung der Nährwertrelationen* (Zunahme des Fettkonsums zuungunsten von Eiweiß und Kohlenhydraten). Im Vergleich zum vergangenen Jahrhundert ist also ein grundlegender Wandel in der Ernährungsweise eingetreten.

Der Unterschied der gegenwärtigen Ernährungssituation zu den Verhältnissen vor 100 Jahren läßt sich aus folgenden Zahlenangaben rekonstruieren. Während 1971/72 täglich um 140 g Fett pro Kopf der Bevölkerung verbraucht werden, wurde um 1850 nach RUBNER und VOIT u. a. in *Königsberg:* 2394 Kalorien (= Kal.), 31 g Fett (= F.), 84 g Eiweiß (= Eiw.) und 414 g Kohlenhydrate (= Kh.) verzehrt, in *München:* 3014 Kal., 65 g F., 96 g Eiw., 492 g Kh., *Paris:* 2903 Kal., 64 g F., 98 g Eiw., 465 g Kh., *London:* 2665 Kal., 60 g F., 98 g Eiw., 416 g Kh.

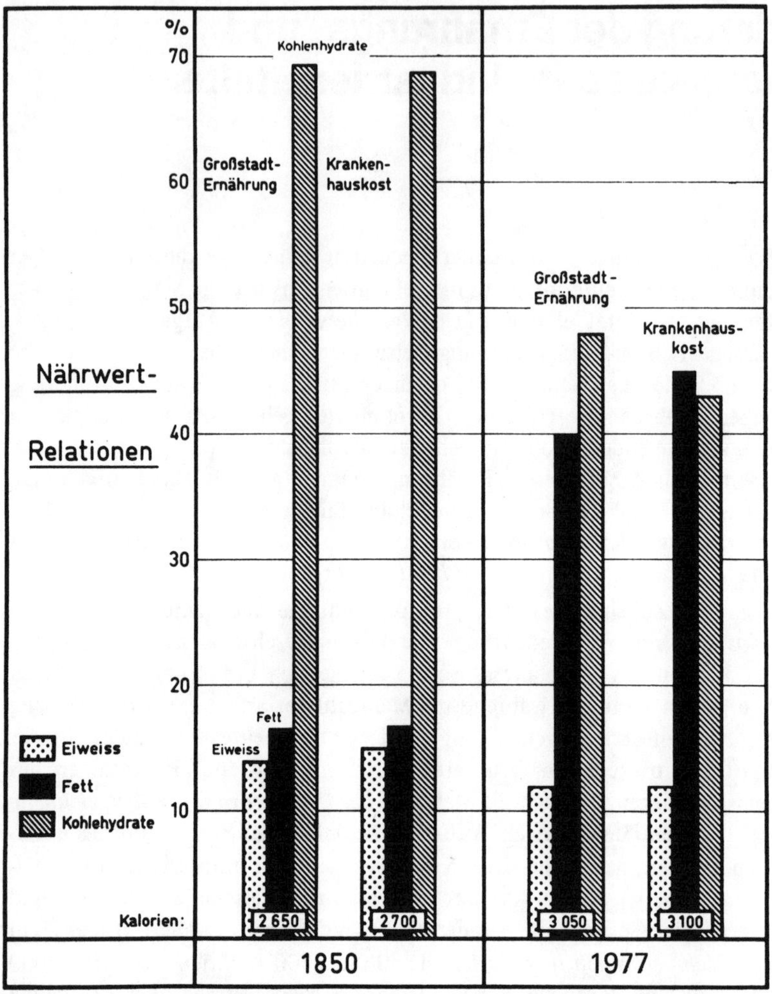

Abb. 21 Die Abb. zeigt am Beispiel der Nährwertrelationen die ***grundsätzlichen Unterschiede der gegenwärtigen Ernährung im Vergleich zum vergangenen Jahrhundert*** (Zunahme des Fettverbrauchs zuungunsten von Eiweiß und Kohlenhydraten). (Berechnung der Nährwertrelationen um 1850 nach RUBNER. Angaben über gegenwärtige Krankenhauskost nach eigenen Analysen in großen Kliniken. Berechnung der Großstadternährung nach eigenen Untersuchungen und Angaben der Deutsch. Ges. für Ernährung.) (Aus HOLTMEIER, H.-J.: Diät bei Übergewicht und gesunde Ernährung, 6. Aufl. Thieme, Stuttgart 1975 und Lehrbuch Pathophysiologie I, Fischer, Stuttgart 1977.)

Tabelle 12 Prozentuale Abnahme des Anteils an Schwer- und Schwerstarbeitern. 1970 sind im Gegensatz zu 1880 über 2/3 der westdeutschen Bevölkerung „Leichtarbeiter" und benötigen entsprechend weniger Kalorien. (Tab. nach WIRTHS, W., Max-Planck-Inst. f. Ernährungsphysiologie, Dortmund, Med. u. Ernähr. 12, 1971) ***bei 1977 kaum mehr geänderten Verhältnissen.***

Jahre	1882	1925	1950	1970
Leichtarbeiter	21	24	58	66
Mittelschwerarbeiter	39	39	21	25
Schwerarbeiter	26	25	16	8
Schwerstarbeiter	14	12	5	1
Erwerbstätige (Mill.)	16,9	32,0	32,2	39,7
ges. Bevölkerung (Mill.)	45,7	63,2	50,0	60,0

Typische Krankenhausernährungssätze waren in Deutschland z. B. in *Halle:* 2267 Kal., 30 g F., 92 g Eiw., 393 g Kh., *London:* 3266 Kal., 69 g F., 107 g Eiw., 533 g Kh. Nach VOIT und PETTENKOFER galten als Kostmaß für *kräftige Arbeiter* 118 g Eiw. (16,1%), 56 g F. (17,6%), 500 g Kh. (66,3%) (= 3000 Kalorien), für ältere und untätige Leute 80 g Eiw. (18,3%), 30 g F. (!) (15,1%), 300 g Kh. (66,6%) (= 1800 Kalorien).

Eigene Berechnungen der *Verpflegungsvorschriften* des Justizministeriums für die *baden-württembergischen Gefängnisse* im Jahre 1967 ergaben im Sinne einer gesunden Ernährung noch heute einen prozentualen Fettanteil in der Kost um *21%* bei ca. 2400 Kalorien.

Im Vergleich hierzu beträgt der Fettkonsum 1971/72 ca. 40%, Eiw. 13%, Kh. um 47%. Eigene Untersuchungen über Gemeinschaftsverpflegung deuten darauf hin, daß Westdeutschland mit einem Fettkonsum um 40% (in Einzelfällen bis 58%) des täglichen Kalorienbedarfs denjenigen der Vereinigten Staaten mit ca. 45% bald erreicht haben wird.

Die Zunahme degenerativer, ernährungsbeeinflußbarer Erkrankungen steht in engem Zusammenhang mit *Abnahme der körperlichen Tätigkeit* selbst in Berufen, die früher noch zur Gruppe der *Schwerarbeiter* zählten, infolge zunehmender Automation auf beruflichem und privatem Sektor. In den USA hat sich der Anteil der in der *Landwirtschaft* tätigen Bevölkerung von 17% auf 6% bei Produktionssteigerung gesenkt. Moderne Stahlwerke beschäftigen heute z. T. nur noch ein Drittel der früher üblichen Belegschaft, welche die Arbeitsgänge ohne Schwerarbeit weitgehend durch Elektronik, Automation usw. überwacht. Die Zahl der Schwer- und Mittelschwerarbeiter ist zugunsten der Normalverbraucher

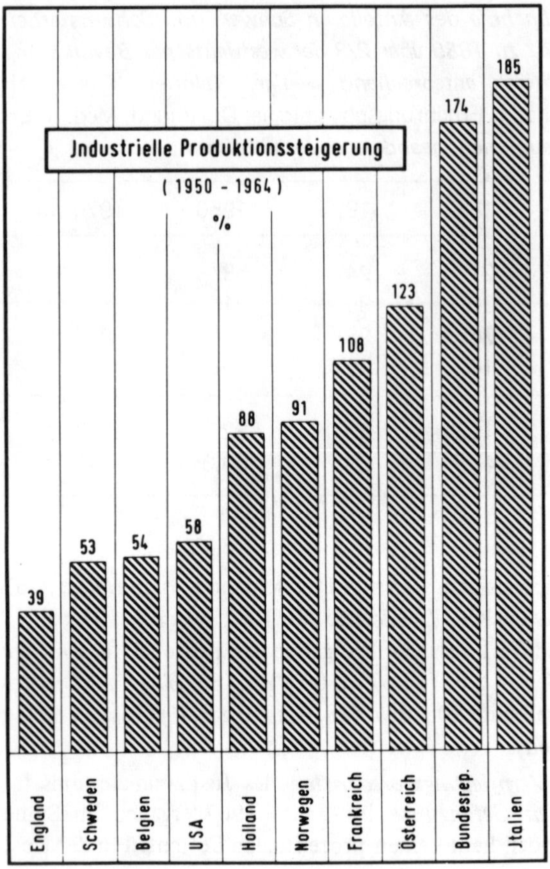

Abb. 22 zeigt das Ausmaß der ***industriellen Produktionssteigerung*** von 1959–1964 bei gleichzeitigem ***Rückgang der Schwerarbeiterberufe*** und beachtlicher Zunahme der Leichtarbeiter.

und der Berufe mit leichter körperlicher Arbeit beachtlich gesunken (*Abb. 22*). Bekanntlich sind in unterentwickelten Landstrichen mit karger Ernährung, die weitgehend von der Zivilisation verschont sind, wie z. B. in großen Teilen Guineas, Mexikos usw. Erkrankungen an Bluthochdruck und Koronarsklerosen wesentlich seltener, als in den westlichen, hochzivilisierten Industrienationen. Aus *Japan* lassen sich seit Ende vergangenen Jahrhunderts ebenfalls genaue Zahlenangaben über das *durchschnittliche Kostmaß* nachweisen, nach dem täglich 17 g F., 108 g Eiw. und 600 g Kh. (Normalverbraucher) errechnet wurden (s. Abb. 15). Der Normalverbraucher (Leichtarbeiter) sollte täglich ca. 2400 Kalorien = 88 g (15%) Eiweiß, 77 g (30%) Fett, 322 g (55%) Kohlenhydrate erhalten.

Zusammenfassend ergibt sich, daß seit 100 Jahren ein vollständiger *Wandel der Ernährungs- und Lebensweise* eingetreten ist. Der Nahrungskonsum hat zugenommen (von ~ 2600 auf ~ 3000 Kalorien täglich in Großstädten), aber der

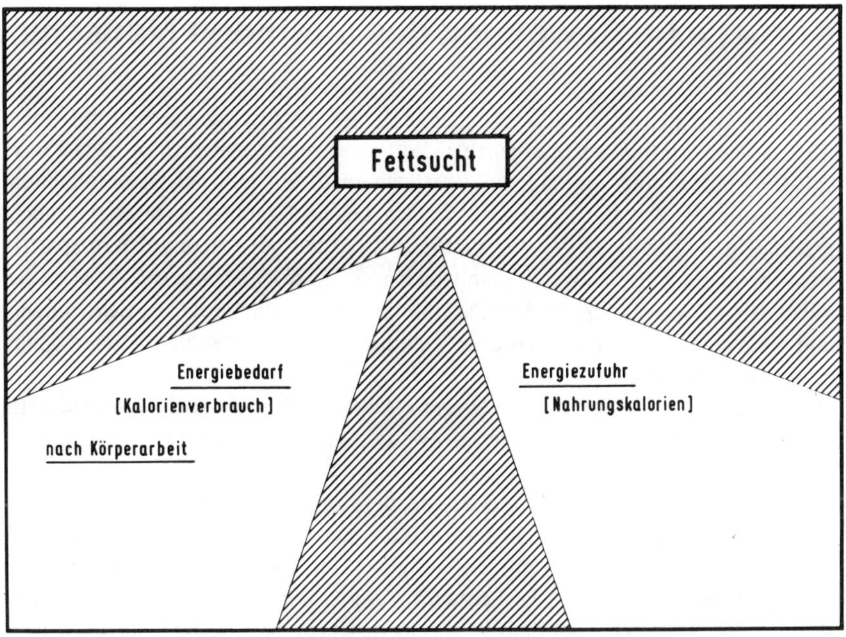

Abb. 23 zeigt grob schematisch, daß die *Entwicklung der Fettsucht* in Deutschland durch ein *Mißverhältnis* zwischen *Nahrungsbedarf* und *-verbrauch* gefördert wird. Einerseits wird wesentlich mehr als vor 100 Jahren gegessen, andererseits benötigen wir wesentlich weniger Nahrung, weil die Berufe mit körperlicher Schwerarbeit stark abgenommen haben, während die Berufe mit Leichtarbeit von 21% auf über 66% anstiegen.

Nahrungsbedarf der Bevölkerung hat abgenommen, da der Anteil an Berufen mit Schwer- und Schwerstarbeit durch die Industrialisierung entscheidend ab-, aber der an Berufen mit Leichtarbeit bzw. mit sitzender Tätigkeit von 21% auf über 66% zunahm. Obwohl wir weniger Nahrung als vor 100 Jahren benötigen, wird heute wesentlich mehr als damals verbraucht. Die Folge ist in weiten Teilen der Bevölkerung die *Begünstigung von Fettsucht* und die Förderung degenerativer ernährungsabhängiger Leiden. Entscheidend ist zugleich die nachteilige Entwicklung der Nahrungszusammensetzung.

Körperliche Bewegung des alternden Menschen

Aus dem Gesagten ergibt sich logischerweise, daß die *Bewegungsarmut* mit einen wesentlichen Einfluß auf das gehäufte Auftreten von *degenerativen Herz-Kreislauf-Gefäßleiden* und von anderen derartigen ernährungsabhängigen Krankheiten hat. Dem *alternden Menschen* wird in allen Lebensdezennien angeraten, täglich regelmäßig *1–2 Stunden am Tag spazieren* zu gehen oder einer anderen sportlichen Betätigung nachzugehen (Golfspielen o. ä.) *Hochleistungssport* ist nicht indiziert und kann zu Zwischenfällen führen. Morgendliche Bäder, Schwimmen und ein kurzer Lauf im Garten oder Wald haben bei Jüngeren und Älteren einen ausgezeichneten Einfluß.

Das *Ausmaß* der körperlichen Bewegung richtet sich nach dem *Alter* und dem *Gesundheitszustand.* Besser sollte im Zweifelsfall zuvor ärztlicher Rat eingeholt werden.

Wissenschaftliche Untersuchungen an Sportlern zeigen, daß die Vergrößerung des Herzens ebenso der erhöhten Beanspruchung angepaßt wird, wie eine Verkleinerung der Herzgröße und Beeinträchtigung der Herzkranzgefäße mit verringerter Bewegung einhergeht. Diese ist heute im Zeitalter der Automobile und mechanischen Fortbewegungsmittel häufig zu finden. Untrainierte kleine Herzen neigen bei ungewohnten körperlichen Beanspruchungen zu Beschwerden von seiten der Herzkranzgefäße, welche evtl. zum Herzinfarkt und zum Tod führen können.

Professor REINDELL und seine Mitarbeiter der Freiburger Medizinischen Universitätsklinik haben in Tausenden von Untersuchungen nachgewiesen, daß bei einem gesunden Herz eine *feste Beziehung zwischen der Herzgröße und der körperlichen Leistungsfähigkeit besteht. Je größer das gesunde Herz, desto leistungsfähiger ist der Organismus.* Eine Herzvergrößerung läßt sich also durch sportliches Training erreichen; körperliche Ruhe, beispielsweise ein längeres Krankenlager, führt tatsächlich schon in kurzer Zeit zu einem Kleinerwerden des Herzens mit entsprechender Leistungsverminderung.

Aus dieser engen Beziehung zwischen Herzgröße und körperlicher Leistungsfähigkeit fallen nun allerdings alle Patienten mit einer krankhaften „Herzinsuffizienz“ (= echtes Herzleiden) heraus. Entweder sind die Herzen für eine bestimmte Leistungsstufe zu groß, oder bei normal großen Herzen ist ihre Leistungsfähigkeit vermindert. So kann ein Herz mit einer schweren Schädigung des Herzmuskels die gleiche Größe haben wie das Herz etwa eines Tour-de-France-Rennfahrers, nämlich ein Volumen von 1300 Kubikzentimetern; die Leistungsfähigkeit des Patienten beträgt aber dann nicht einmal zehn Prozent des Sportlers. Der Begriff „Insuffizienz“ bedeutet, daß das Herz als „Pumpwerk“ des Kreislaufes, also des „Transportsystems“, nicht mehr genügend funktionstüchtig ist. Ein solches Versagen kann bereits im Ruhestand auftreten (Ruheinsuffizienz) oder bei körperlicher Belastung (Belastungsinsuffizienz). Als Ursache dieser Herzin-

suffizienz ist vor allem bei älteren Menschen eine verminderte Durchblutung des Herzmuskels selbst anzuführen. Darüber hinaus kommen entzündliche Erkrankungen und degenerative Erscheinungen (Abnützungsmerkmale) in Frage, aber auch Erkrankungen der Herzklappen, die zu einer Verengung oder zu einer Schlußunfähigkeit der Herzklappen führen. Hier ist Sport nicht angebracht.
Die „funktionelle" Herzschwäche, welche heute oft bei Managern, Politikern u. ä. anzutreffen ist, bildet einen Zustand, bei dem der Herzmuskel selbst gesund, aber nicht trainiert ist. Hier sind Sport und Bewegung von größter Bedeutung.
Es hat sich gezeigt, daß den aufgezeigten Gefahren für die Herzgröße zur Vorbeugung von Herzinfarkt und verminderter Herzdurchblutung ab dem 30sten Lebensjahr bereits durch täglich 1 Stunde Sport und Wochenendsport ausgezeichnet begegnet werden kann. Wichtig ist nur, *daß dieser Sport zum Herzklopfen führen muß*, als Zeichen der echten Belastung wie:

Kreislauftraining

morgens (nach dem Aufstehen) 30 Kniebeugen,
15mal Aufspringen aus der Hocke,
Dauerlauf im Garten, morgendlich schwimmen usw.
Zwischen jeder Übung einige Minuten Pause einlegen
(Intervalltraining)

Diese morgendlichen Übungen sollte sich jeder in jüngeren und älteren Jahren zur Pflicht machen und täglich durchführen. Viele Personen führen dieses Training regelmäßig bis in höchste Alter durch, auch wenn es später nicht mehr in gleichem Umfang möglich ist.

Zusammenfassung

1. Unser Jahrhundert hat eine *beachtliche Zunahme der Lebenserwartung* zu verzeichnen. Die Zahl der alten Leute über 65 Jahre hat sich gegenüber 1880 verdreifacht (Tab. 1).
2. Als Folge dieser Entwicklung nimmt die Zahl der Rentner zu- und diejenige der *Erwerbstätigen* ab und die Soziallasten werden steigen. Auffallend ist die Zunahme von Arbeitsunfähigkeit bereits in mittleren Jahren infolge von degenerativen ernährungsabhängigen Krankheiten.
3. Aus ärztlicher Sicht bilden *gesunde Ernährungs- und Lebensweise*, zu der auch Sport und Bewegung sowie Maßhalten in allen Dingen des Lebens gehören, die Geheimnisse, ein langes und gesundes Leben zu erlagen. Arbeit bis ins hohe Alter ist unerläßlich; denn *„rast ich, so rost ich"*.
4. Infolge von Industrialisierung und Zivilisation ist es in den meisten westlichen Industrienationen seit 100 Jahren zu einem vollständigen *Wandel der Lebens- und Ernährungsweise* gekommen. Der Anteil an Schwer- und Schwerstarbeitern hat zugunsten der Leichtarbeiter abgenommenn. 2/3 der westdeutschen Bevölkerung leisten heute Leichtarbeit. Die Folge übermäßiger und falscher Ernährung hat zu einer Zunahme der Fettsucht und der degenerativen, ernährungsabhängigen Krankheiten geführt, die heute an der Spitze aller Todesregister stehen.
5. Die meisten *alten Leute* sterben an ernährungsabhängigen, degenerativen Krankheiten, die allein durch rechtzeitige Aufklärung und Maßnahmen gesunder Ernährung und Lebensweise beeinflußt werden können. *Für den alternden Menschen sind somit Präventivmaßnahmen, die bereits ab 30. Lebensjahr beachtet werden sollten, von größter Bedeutung.* Weiterhin ist eine Ernährungsumstellung im 5. Lebensjahrzehnt zu beachten.

Die Verdauung

Im Alter spielt die geregelte Verdauung für das Wohlbefinden eine große Rolle. Vieles, was in der Jugend unbedeutend erscheint, gewinnt im Alter an Wichtigkeit. Dazu sind einige Grundlagenkenntnisse erforderlich.

> *Die Verdauung beginnt bereits im Munde.*
> *Ohne sorgfältiges Kauen treten Störungen auf.*

Der Mund

Da im Mund mit Hilfe des *Speichels* und seiner Fermente bereits die *Verdauung von Kohlenhydraten* eingeleitet wird, soll die Speise ausreichend durch den *Kauprozeß* zerkleinert und mit Speichel vermischt werden. Unzureichende Kauakte, insbesondere wenn ältere Kranke ein Gebiß haben oder das Gebiß nicht gerne benutzen bzw. die Speisen mehr oder weniger unzerkaut bei fehlendem Gebiß aufnehmen, zeigen oft erhebliche Unverträglichkeitserscheinungen im Magen-Darm-Trakt. Als Folgen können Blähungen und Unwohlsein auftreten. Die Verdauungsfunktion des Speichels kann man auch daran erkennen, daß sich Brot mit Speichel getränkt auch außerhalb des Mundes auf einem Teller bald zersetzt und flüssig wird.

Bei meinen Urwaldexpeditionen sah ich, daß im Inneren Brasiliens Indianerfrauen für die älteren Leute Maniok (ähnlich wie Kartoffeln) vorkauten und sie dann zum Essen gaben. Viele ältere Menschen zerkleinerten mit Messer und Gabel das Essen sorgfältig, um es dann wegen bestehender Kauschwierigkeiten gut zerkleinert herunterzuschlucken, ohne an die wichtige Verdauungsfunktion des Speichels zu denken.

In manchen Haushalten können Ärgernisse mit der Schwiegertochter auftreten, wenn diese für die älteren Leute kocht, weil sich im Alter die Geschmackserkennung für süß und sauer im Gaumen und an der Zunge ändern kann. Die älteren Leute sollten der Tochter dann nicht unterstellen, sie koche anders oder bitter, um diese zu ärgern, sondern über ihre Geschmacksempfindung berichten.

Im Alter besteht oft eine Neigung, vermehrt Luft zu schlucken. Hierdurch können Blähungen auftreten. Bettlägerige Menschen schlucken besonders beim Trinken häufig größere Luftmengen. Der Kranke sollte möglichst *aufrecht* beim Essen und Trinken im Bett sitzen. Bei ungeeigneter Lagerung (besonders im Liegen) besteht immer die Gefahr, daß Speisen in die Luftwege geraten, hierdurch Erstickungszeichen oder Infektionen der Lungenwege bzw. des Lungengewebes auftreten können. Bei Zwischenfällen sollte rasch der Arzt konsultiert werden. Bei bettlägerigen Patienten muß auf sorgfältige, regelmäßige *Mundsäuberung* geachtet werden, damit Infektionen oder Verklebungen vermieden werden.

Die Speiseröhre

Die mit Speichel durchsetzte Speise wird durch die *Speiseröhre* mittels Bewegung der Muskulatur (Peristaltik) in den Magen befördert. Der Nerv „Vagus" oder allgemeinverständlicher ausgedrückt der Vagusnerv als Teil des sog. „vegetativen" Nervensystems spielt nicht nur bei der Beförderung der Nahrung durch die Speiseröhre eine wichtige Rolle, sonderen generell bei allen Bewegungsabläufen im Magen und dem anschließenden Dünn- und Dickdarm.

Dieser Nerv, medizinisch auch *Nervus vagus* genannt, bei dessen Überregbarkeit nervöse Symptome auftreten können, die der Arzt als „vegetative Dystonie" oder Überempfindlichkeit bezeichnet, spielt im Alter eine wichtige Rolle. Gegenüber jungen Jahren erhöht sich die Empfindlichkeit im Alter oft erheblich. Geringe Anlässe können Ärger und Reaktionen im vegetativen Nervensystem auslösen. Die Überregbarkeit des Vagusnerven führen dann zur erhöhten Reizung der Speiseröhre, der Magen-Darmbewegung usw. Deshalb können Zeichen wie das Gefühl des „zugeschnürten Halses" oder der Speiseröhre, Appetitlosigkeit, Krämpfe und Übelkeit im Magenbereich, Neigung zu Durchfall oder Schmerzen in der Gallenblasengegend, die sich unter der Nervenreizung verkrampft, viele Altersbeschwerden erklären. Ein leichtes Beruhigungsmittel, oft nur eine Schmerztablette, können die Beschwerden abbrechen, sofern sie nicht als Folge einer echten Krankheit auftreten. Fencheltee besitzt eine hervorragende entkrampfende Wirkung.

Der Magen

Während der Speichel nur schwach sauer wird, ist der Mageninhalt infolge Ausschüttung von *Salzsäure stark sauer.*

Die Kohlenhydratverdauung wird im sauren Milieu des Magens unterbrochen und erst später wieder im alkalischen Dünndarm fortgesetzt. Dafür werden die Eiweiße im sauren Mageninhalt bis zu einer gewissen Stufe zersetzt bzw. vorverdaut. Täglich werden fast 1,5 Liter Salzsäure produziert. *Im Alter spielt Mangel, häufig gar völliges Fehlen von Salzsäure oder eine zu geringe Produktion eine große Rolle.* Für das Wohlbefinden und zur Vermeidung von Verdauungsbeschwerden ist im Alter kaum ein Vorgang von so großer Bedeutung wie dieser. Zunächst dient die Salzsäure zur *Desinfektion* der Nahrung. Reicht sie nicht aus, können Erreger in den Darm gelangen, steigen zur Gallenblase bis in die Lebergänge auf und führen zu permanenten Schwierigkeiten. Unverträglichkeitserscheinungen gegenüber zahllosen Nahrungsmitteln mit Blähungen und Krämpfen können mit gelegentlichen Fieberschüben wechseln. Fast regelmäßig bestehen neben Gallenbeschwerden auch Fettunverträglichkeit, weil die Salzsäure die Aufgabe hat, mit zur Fettverdauung beizutragen, und vor allem die Gallenblase zur Ausschüttung der Gallensäure reizt, ohne welche die Fette nicht ungestört verdaut und aufgenommen werden können. Fehlt es an Salzsäure, kommt es zu Störungen der Eisenaufnahme, und Blutmangel ist die Folge. Das gleiche betrifft die gestörte Aufnahme an verschiedenen Vitaminen. Im Magen-Darm-Trakt ist als „Regulativ" kaum ein Bestandteil im Alter so bedeutsam wie die Magensalzsäure. Reicht sie nicht aus und tritt keine ausreichend angesäuerte Speise in den Dünndarm über, so kommt es zur gestörten Schließfunktion des Muskels, des Magenpförtners. Es mangelt an durch die Säure ausgelösten Reizen für zahlreiche Hormone, welche die Gallenblase, die Bauchspeicheldrüse und die Darmdrüsen aktivieren und Voraussetzung für eine geregelte Verdauung darstellen.

Es kann infolge des Alterns auf ganz natürlichem Wege zum Nachlassen bis zum Versiegen der Salzsäureproduktion kommen. Aber auch chronische Magenschleimhautentzündung, chronischer Alkoholismus usw. führen dazu. Sobald bei Herzkrankheiten Wassersucht auftritt und im Körper krankhaft Kochsalz (Na*Cl*) also auch Chlorid, welches sowohl Bestandteil von Kochsalz als auch von Salzsäure (H *Cl*) ist, mit Wasser angelagert wird, geht diese Ansammlung fast immer zunächst auf Kosten der Salzsäureproduktion im Magen. Die genannten Störungen folgen auf dem Fuß und viele Ärzte deuten sie mit als Folge der Herzkrankheit, als Durchblutungsstörungen im Magen-Darm-Bereich usw.

Auch bei Leberkrankheiten mit Wasseransammlung im Bauch, bei Venenentzündungen von Frauen, die mit stark geschwollenen Unterschenkeln infolge Einlagerung von Wasser und Kochsalz einhergehen, kann man den gleichen Befund finden. Kranke, die an Durchfall und Erbrechen leiden, können ebenfalls viel Chlorid verlieren und einen Salzsäuremangel zeigen.

Wer vor dem Essen viel Flüssigkeit zu sich nimmt (zuviel gebundene Suppe), spült vorzeitig die dringend benötigte Salzsäure für die Magenverdauung fort. Bouillon aus Fleischextrakten fördert die Salzsäureausscheidung. Viele Medikamente, die zu einer dauerhaften gewollten Ausscheidung von Kochsalz bei Herz- oder Bluthochdruckkranken führen, wie alle *Diuretika* oder *Saluretika*, können mit den geschilderten Nebenwirkungen einhergehen. Oft wird der Blutdruck erfolgreich gesenkt. Aber nach einiger Zeit folgen über Jahre anhaltende Verdauungsbeschwerden mit permanenten Blutungen und Krämpfen. Viele ältere Patienten, die eine verminderte Salzsäureproduktion haben, dekompensieren erst in den warmen Sommermonaten, wenn sie vermehrt schwitzen und dadurch Kochsalz und Wasser verlieren. Ausreichende Salzzufuhr durch die Nahrung ist dann geboten. Es sollte nicht verschwiegen werden, daß es natürlich auch häufig Patienten mit übermäßiger Salzsäureproduktion z. B. bei Magengeschwüren gibt, die jeweils einer individuellen ärztlichen Behandlung bedürfen. Aber es sollte gesagt werden, daß die Beschwerden, die man bei Überschuß oder Fehlen von Salzsäure gehäuft spürt, so gut wie nie eine Deutung zulassen, ob man nun zuviel oder zu wenig Salzsäure hat; denn auch ein angebliches „Säuregefühl" im Mund kann auch bei Fehlen der Säure vorkommen oder der Betroffene spürt überhaupt *nichts* über seinen Salzsäuremangel im Magen. Trotzdem bestehen seine Verdauungsbeschwerden.

Wie kann Abhilfe geschaffen werden? Im Zweifelsfall konsultiere man zunächst den Arzt. Heute gibt es moderne Salzsäurepräparate, die man in flüssiger Form zum Essen (z. B. Acidolpepsin) zu sich nehmen kann oder in Tablettenform, die sich erst im Magen auflösen und dort Salzsäure liefern (Pepsaldra). Letztere Methode wird von uns bevorzugt, um einer Zahnschädigung durch Säureeinnahme schon im Mund vorzubeugen. Da bekannt ist, daß *Zitronensäure und Essigsäure eine „Ersatzwirkung" für Salzsäure auszulösen vermögen*, kann oft auf natürliche Weise durch Zusatz zum Essen die erwünschte Wirkung erzielt werden. Ausdrücken einer Zitrone, die zum Essen nur leicht verdünnt mit Wasser schluckweise aufgenommen wird, oder der Zusatz von Essig zum Gemüse, kann jahrelange Beschwerden älterer Leute schlagartig bessern. In manchen Bundesländern pflegt man Essig zu Linsen, Schnippelbohnen usw. aus Gewohnheit und aus Geschmacksgründen zuzufügen. Wer nicht aus Krankheitsgründen kochsalzarm wegen überhöhtem Blutdruck, bei Herz- und Leberkrankheit mit Wassersucht leben muß, sollte nicht ohne Grund eine zu gering gesalzene Kost zu sich nehmen, nur weil er glaubt, durch eine solche Vorsichtsmaßnahme einer Krankheit vorbeugen zu können. Der Gesunde besitzt keine „Kochsalzempfindlichkeit". Jedoch benötigt er gerade bei Neigung zum Salzsäuremangel das *ausreichende Angebot an Kochsalz*, weil der Körper das Chlorid (Cl als wichtiger Bestandteil der Salzsäure = H Cl) nicht selber synthetisieren kann, sondern auf seine ausreichende Zufuhr von außen durch die Nahrung angewiesen ist.

Aus heißen, tropischen Gegenden, in denen Menschen stark schwitzen können, sind solche Salzsäureverluste des Magens hinreichend bekannt. Die englische Kolonialarmee führte deshalb stets neben der Munition am Koppel einen kleinen Behälter mit Kochsalztabletten mit, welche die Soldaten in der Hitze regelmäßig einnehmen mußten. Auch die Zufuhr gewisser *Reizstoffe*, insbesondere *scharfer Gewürze*, wie *Pfeffer, Curry, Fleischextrakte, Bouillon* usw. kann durch unmittelbaren Reiz auf die Magenschleimhaut zur Ausschüttung von Salzsäuren führen. In der Eingeborenenernährung Afrikas ist deshalb besonders in heißen Gegenden üblich, zur Lockung der Salzsäure des Magens scharfgewürzte Speisen zu bevorzugen. In Krankenhäusern wird deshalb als Salzsäurelocker auch gern Kondurandowein gegeben.

Der Mensch ißt nicht nur mit seinen Kauwerkzeugen, sondern auch mit dem Auge. Dies ist bei älteren Menschen, die oft unter Inappetenz leiden, ein wichtiger Gesichtspunkt. Eine für das Auge erfreulich hergerichtete Speise erfreut auch das Gemüt und führt auf psychischem Wege zur Ausschüttung von Salzsäure und Verdauungssäften.

Die Verstopfung (Obstipation)

Wer an Verstopfung leidet, sollte wissen, daß die Ursachen hierfür sehr unterschiedlich sein können. Einige Menschen leiden ihr Leben lang seit frühester Jugend darunter, andere bekommen eine Neigung dazu erst im Alter. Man spricht ursächlich von Verstopfung durch Verkrampfung oder durch Erschlaffung der Darmmuskulatur. Der Füllungszustand des Darms, die Art der Nahrungsmittel, Mineralsalze, Hormone und Salzsäure spielen neben dem Nervensystem unter Umständen gleichzeitig eine Rolle.

Durch gewisse Regelung der Lebensweise kann bei vielen Personen ein regelmäßiger Stuhlgang erzielt werden. Täglich früh zur bestimmten Zeit soll die Toilette aufgesucht werden, da Gewohnheiten erziehen können. Auch bestimmte Reizstoffe wie Koffein, Magnesiumsalze, Gallensäuren können den Stuhlgang fördern. Die bekannte fördernde Wirkung von Nikotin auf die Darmträgheit wird über das vegetative Nervensystem erzeugt. Da über den erregenden Nervus vagus die Darmbewegungen beschleunigt werden können, können alle Aufregungen Durchfall auslösen. Oft können Massage, Gymnastik oder ein kaltes Glas Wasser früh getrunken, ein Glas Fruchtsaft ebenfalls, förderlich sein. Besonders wichtig ist eine *ballastreiche Kost* zur Darmfüllung (Gemüse, Kleie), die den Stuhlgang fördert. Die Zunahme von Dickdarmkrebs wird auf die erhöhte Verweildauer von Nahrung mit schädlichen Stoffen und die verlängerte Einwirkungsmöglichkeit auf die Darmschleimhaut bei unserer heutigen ballastarmen Kost zurückgeführt. Je ballastreicher die Kost, desto größer ist auch die Cholesterinausscheidung durch den Darm.

Abführmittel

In den vorangegangenen Kapiteln wurde bereits auf verschiedene Abführmittel eingegangen. Abführmittel können unterteilt werden in *dünn- und dickdarmwirksame Mittel*. Nahrungsmittel als Therapeutika spielen wie erwähnt eine wichtige Rolle. Einige von ihnen wirken jedoch zugleich auf Dünn- und Dickdarm. Nach wie vor gilt die Forderung, wenn irgend zulässig, zunächst auf diätetische Maßnahmen zurückzugreifen, um Nebenwirkungen von Medikamenten vorzubeugen.

Dünndarmmittel

Diese Mittel haben den Vorzug, gleichzeitig die Sekretion der großen Verdauungsdrüsen (Pankreas, Galle usw.) anzuregen. Es sei erinnert an die Gabe von Sulfaten (Natriumsulfat, Magnesiumsulfat) oder Rhizinusöl. Abführend wirkt auch Calomel. Eine Unterteilung der Dünndarmmittel ist möglich in osmotisch wirksame Abführmittel, die sich der Resorption widersetzen, Wasser anziehen und binden und so durch *stärkere Füllung* des Darmkanals eine Darmperistaltik reflektorisch auslösen. Dazu zählen die abführenden Mineralsalze, viele Fruchtsäuren und fruchtsäurehaltigen Abführmittel wie Tamarinden, Pflaumenmus usw. Diese Wirkung wird auch durch Milchzucker, Honig, Mannit und Laevulose unterstützt.

Einen ähnlichen Effekt erzielt als Füllstoff das Agar-Agar. Demgegenüber stehen die *reizerregenden* Dünndarmmittel. Zu ihnen zählt das Rhizinusöl, Schwefel, Calomel. Rhizinusöl, welches man früher für ein reines Dünndarmmittel hielt, wirkt sich wahrscheinlich auch auf den Dickdarm aus. Auch Calomel hat eine Dickdarmwirkung. Seine Wirkung beruht auf dem örtlichen Freiwerden von entzündungserregenden Quecksilberionen. Letztere Substanz wird jedoch wegen ihrer Nebenwirkungen heute nicht mehr geschätzt.

Dickdarm-Abführmittel

Sie üben eine Wirkung auf die großen Verdauungsdrüsen aus. Gefährlich könnten sich grundsätzlich viele Abführmittel auswirken. Typische Dickdarm-Abführmittel sind anthrachinolhaltige Abfühmittel, wie Phenophalin und Paraphin. Auch durch Klistiere (Einläufe) mit Kochsalz, Glyzerin, Öle usw. kann ein Dickdarmreiz ausgelöst und Stuhlgang herbeigeführt werden. Hochgradige Entzündungserregung können sog. *„Drastika“* auslösen. Hier handelt es sich meist um ätherische Öle und Harze wie Cotonöl, Podophyllinum, welche im gesamten Bereich des Magen-Darm-Traktes erhebliche Reizwirkungen auslösen können.

Schlecht resorbierbar und Lösungswasser anziehend und damit die Darmperistaltik anregend, sind auch einige Zuckerarten. Hier hat besonders *Milchzucker* eine

Bedeutung gewonnen. Auch der schlecht resorbierbare Zucker Mannit wirkt auf diese Weise abführend.
Agar-Agar, ein stark quellbares Abführmittel, ist ebenfalls ein unverdauliches Kohlenhydrat, welches aus japanischen Meeralgen gewonnen wird. Quellend wirken *Pektine*, die aus Apfelrückständen hergestellt wurden. Eine abführende Wirkung hat *Leinsamen*, bei dem möglicherweise sein Ölgehalt von Bedeutung ist, sowie *Kleie*. Wie andere Fette und Öle, wird Rhizinusöl unter Mitwirkung von Galle- und Pankreassaft emulgiert und verseift. Es wirkt daher nur, wenn die Fettverdauung in Ordnung ist.
Deshalb bewirkt es auch eine gute Entleerung der Gallenblase. Der Erwachsene nehme eine Dosis von 1–2 Eßlöffel. *Galle* wirkt abführend und wird deshalb *oft erst gemeinsam mit Abführmitteln* zusätzlich für diesen Zweck verabreicht. Gallentreibende Mittel bezeichnen wir als Cholagoga. Als Reizstoffe können eine besonders heftige Gallenblasenentleerung Eigelb, Sahne und Öle, wie Olivenöl und Rhizinusöl, bewirken. Auch Sulfate, z. B. Magnesiumsulfat oder Natriumsulfat, sind wirksam. Sicher ist die pharmakologische Wirkung zahlreicher Nahrungsmittel noch nicht aufgeklärt. So kann auch durch Trinken von Paprika-Preßsaft Gallenfluß erzeugt werden.
Als Ursache von Verstopfung können auch *Verkrampfungszustände* im Bereich der Galle und des Gallenabflusses bestehen. Nahrungsmittel mit krampflösenden Eigenschaften sind Pfefferminztee, Fencheltee, Rettichsaft oder geeignete Medikamente. Nach unseren Erfahrungen liegen ursächlich bei den meisten Verstopfungen meistens mehrere Faktoren vor. Am häufigsten scheinen jedoch Fälle zu sein, die einerseits eine ballastarme Kost bevorzugen und zum anderen auf Grund ihrer Sensibilität zu Verkrampfungserscheinungen neigen, die sowohl die Darmtätigkeit treffen als auch den ungestörten Galleabfluß. Als Ursache spielt in vielen Fällen auch Magnesiummangel mit eine Rolle, welches zusätzlich die Erregbarkeit steigert und damit die Verkrampfung. So hat sich in vielen Jahren eine ausgezeichnete Kombination bei solchen Fällen wie folgt erwiesen: 3mal 2 oder anfangs 3mal 3 Tabl./tgl. Chologen II, 3mal 1 Tütchen/tgl. Magnesium Diasporal 300 in ein Glas Wasser aufgelöst und 3mal 2 Dragee Pepsaldra (Dosierung morgens, mittags, abends).
Sobald der Stuhlgang funktioniert, kann die Dosis soweit reduziert werden, wie der erwünschte Effekt anhält. Vorsichtshalber sollte ärztlicher Rat eingeholt werden.
Die Gallenblase und ihre sekretorischen Funktionen werden durch die Hormone *Sekretin* und *Cholezystokinin-Pankreocymin* stimuliert. Alle Stoffe, die eine starke Bildung von Sekretin zur Folge haben, wie Säuren, Fette, Seifen, Eiweiß und seine Abbauprodukte und Galle selber, wirken in diesen Mechanismus ein. Jedoch sind Kohlenhydrate und Alkalien in dieser Hinsicht unwirksam. Auch wird ätherischen Ölen, wie Pfefferminzöl, Kümmelöl, Anisöl, Rettichsaft eine solche Wirkung zugeschrieben. 1 Eßlöffel Kleie (16 g) täglich kann eine stuhlgangfördernde Wirkung haben.

Nebenwirkungen von Abführmitteln

Die Nebenwirkungen können beachtlich sein. Die Gewöhnung kann zu immer höherer Dosierung und zum Abusus führen. Die Folgen sind Austritte von Mineralstoffen und Spurenelementen durch die gereizte Darmschleimhaut in den Stuhl und möglicherweise schwere Verluste, in deren Folge Organschäden auftreten. Oxyphenisatinhaltige Abführmittel können akute und chronische Leberleiden herbeiführen. Eine Liste solcher Abführmittel zeigt Tabelle 13.

Tabelle 13 Warnung vor folgenden Abführmitteln

Agaroletten	Med-Laxan
Chol-Kugeletten	Neda-Dragees
Daluwal forte	Obstinoletten
Hepaticum-Divinal Dragees	Schlank Schlank
Laxans „Heyden"	Tirgon-Zäpfchen
Leopillen	
u. a. s. Dtsch. Ärzteblatt 40 (1972) 2516.	

a) Oxyphenisatinazetathaltige Laxantien.

Bekunis-Dragees	Mediolax
Hepaticum-Medice sine	Stadalax F
Laxanin	Tirgon-Emulsion
u. a. s. Dtsch. Ärzteblatt 40 (1972) 2516.	

b) Triacetyldiphenolisatinhaltige Laxantien.

1. Dulcolax (bisacodylhaltig)
2. Agarol (phenolphthaleinhaltig)
3. Darmol
u. a. s. Dtsch. Ärzteblatt 40 (1972) 2516.

c) Verdächtige, weil strukturverwandte Laxantien.

Folgende Laxantien verursachen nach dem heutigen Wissensstand keine Leberschäden und können daher bei gegebenen Indikationen auch Leberkranken verordnet werden:

Salinische Abführmittel	Pursenid (Schweizer Präparat)
Agiolax	Tirgon
Rheogen	

Nahrungs- und Kalorienbedarf des alternden Menschen

Alle Nahrungsstoffe enthalten eine mehr oder minder große Menge von Kräften gespeichert, welche bei Verbrennung im Körper frei werden. Dieser Kraftvorrat wird genau gemessen durch Bestimmung der Verbrennungswärme und in *Kalorien* ausgedrückt. Eine Kilokalorie (kcal) ist diejenige Energie, welche benötigt wird, um 1 Liter Wasser um 1 Grad zu erwärmen. Um den Nahrungsbedarf des Menschen zu berechnen, muß man wissen, daß der Kraftvorrat von:

1 g Eiweiß	= 4,1 Kalorien = 17 Joule
1 g Fett	= 9,3 Kalorien = 39 Joule
1 g Kohlenhydrate	= 4,1 Kalorien = 17 Joule
1 g Alkohol	= 7,1 Kalorien = 30 Joule

beträgt. Eiweiß und Kohlenhydrate sind demnach in ihrer Wärmebildung nahezu gleichwertig, während die gleiche Menge zugeführten Fettes dem Organismus die doppelte Menge Kraftvorrat verleiht. Aus diesem Grunde wird in allen Diätempfehlungen auf eine vernünftige Reduzierung der Fettzufuhr hingewiesen. Während der liegende und in strenger *Ruhe befindliche Mensch* etwa 1500 kcal am Tag benötigt (Tab. 14). steigt der Energiebedarf bei geringster körperlicher Bewegung auf höhere Werte. Der Energiebedarf in Ruhe läßt sich durch den sogenannten Grundumsatz bestimmen und variiert nach Geschlecht, Alter, Größe und Gewicht. Der Energieverbrauch der Männer bzw. ihr Grundumsatz ist bei gleicher Arbeit höher als bei Frauen; im Alter sinkt er allgemein ab. Der Leichtarbeiter (Buchhalter, Beamte, Lehrer usw.) benötigt zwischen 2200 und 2400 Kalorien am Tag (Tab. 14). Jugendliche benötigen wesentlich mehr Kalorien als alte Leute.

Grundumsatz und Kalorienbedarf

Jugendliche haben einen fast 30% höheren *Grundumsatz* (1957 Kal./Tag) als ältere Leute über 70 Jahre (um 1500 Kal./Tag). Die Werte geben jedoch ausschließlich die Stoffwechselverbrennungs- bzw. Oxydationsverhältnisse in absoluter Ruhe unter exakten experimentellen Bedingungen (Bettruhe, Entspannung, Nahrungskarenz usw.) wieder. Der Grundumsatz wird mittels *kalorimetrischer*

Bestimmung unter Anwendung umfangreicher Apparaturen in Abhängigkeit von *Körperoberfläche, Alter, Geschlecht* aus dem Verhältnis zwischen CO_2-Abgabe und Sauerstoffverbrauch berechnet und durch Menstruation, Schwangerschaft, bestimmte Krankheiten wie Schilddrüsenüberfunktion, Diabetes mellitus usw. beeinträchtigt.

Die Ansichten über den Kalorienbedarf im höheren Alter sind uneinheitlich. LYONS (1956 USA), DURIN (1961 Schottland) OBERDISSE (1962 Deutschland) und GSELL (1962 und 1965 Schweiz) beschreiben, daß im höheren Alter *keine eigentliche Abnahme des Kalorienbedarfs besteht.* Die Empfehlungen, welche *(Tab. 14, 16)* eine Reduktion des Kalorienbedarfs von 5% pro Dekade zwischen 33. und 55. Lebensjahr und von 8% zwischen 55 und 75 Jahren sowie um 10% über 75 Jahre empfehlen, wären so zu interpretieren, daß dieser Minderbedarf *vor allem Folge von Abnahme an Aktivität im Alter* und damit von verringertem Kalorienbedarf wäre. Bezüglich der praktischen Nutzanwendung dieser Erkenntnisse läßt sich feststellen, daß der alte Mensch (s. Tab. 14, 16) in jedem Fall weniger Kalorien benötigt. Im übrigen wird man sich auch auf das Verhalten des Körpergewichtes beziehen, *Idealgewicht* zu erreichen (*Abb. 19, Tab. 17*).

Selbstverständlich benötigt der ältere Mensch ausreichend Nahrung, wenn er weiterhin körperlich anstrengend arbeitet, wie dies oft in der Landwirtschaft bis ins hohe Alter zu beobachten ist. Im allgemeinen sind Ernährungsregeln aber bei Berufsgruppen, die bis ins hohe Alter körperlich anstrengend arbeiten, von weit untergeordneter Bedeutung als bei denjenigen Alten, die ab dem 65. Lebensjahr pensioniert werden und nur noch Leichtarbeit leisten. Sie sind in erster Linie gefährdet. U. a. reduziert sich die Muskelmasse eines *30jährigen* von ca. 44% auf 27% beim *78jährigen.*

Nach HOCHREIN ergab die Befragung von 900 Achtzig- bis Neunzigjährigen, daß 85% in jungen Jahren oft gehungert haben, karg und mäßig lebten, während 80% meist schlank waren. Diese Aussage deckt sich mit den Mitteilungen der großen Versicherungsgesellschaften, daß bei 10% Übergewicht die Lebenserwartungen bereits um 17% sinken und bei 30% Übergewicht um über 40%.

Zusammenfassend ergibt sich:

Die Ansichten über den Grundumsatz- und Kalorienverbrauch im Alter sind nicht einheitlich. Für die praktische Nutzanwendung spielt dies jedoch nur eine untergeordnete Rolle. Alle Autoren sind sich *einig, daß aus verschiedenen Gründen* (Abnahme von Aktivität, körperlicher Bewegung usw. im Alter) *der Kalorienbedarf im Alter wesentlich abnimmt* (und am besten nach den Angaben in *Tab. 14* ermittelt werden kann). Als *Faustregel* kann gelten, daß der nicht mehr körperlich arbeitende, pensionierte *alte Mensch über 65 Jahre zwischen 1800 bis 2000 Kalorien täglich benötigt.* Entscheidend ist jedoch das Ausmaß der körperlichen Betätigung und das Verhalten des Körpergewichtes, da auf alle Fälle Übergewicht zu vermeiden ist.

Tabelle 14 Empfohlene tägliche Kalorienzufuhr für Personen verschiedenen Alters und Gewichts

(Nach Food and Nutrition Board, National Academy of Sciences – National Research Council, Washington, D. C. [USA] 1964)

(Bei mittlerer Umgebungstemperatur von 20° C [68° F] und durchschnittlicher körperlicher Tätigkeit)

Wünschenswertes Gewicht kg	Kalorische Richtwerte 25 Jahre	45 Jahre	65 Jahre
Männer	(1)	(2)	(3)
50	2300	2050	1750
55	2450	2200	1850
60	2600	2350	1950
65	2750	2500	2100
70	2900	2600	2200
75	3050	2750	2300
80	3200	2900	2450
85	3350	3050	2550
Frauen	(4)	(5)	(6)
40	1600	1450	1200
45	1750	1600	1300
50	1900	1700	1450
55	2000	1800	1550
58	2100	1900	1600
60	2150	1950	1650
65	2150	2050	1750
70	2400	2200	1850

Anmerkung: Die Werte wurden auf 50 Kalorien abgerundet.

(Die kalorischen Richtwerte sollten zwischen 35–55 Jahren um 5% je Dekade und zwischen 55 und 75 Jahren um 8%, über 75 Jahre um 10% reduziert werden. Weiterhin sollten Körpergewicht und Körperbau Beachtung finden.)

Tabelle 15 ***Berufsarbeitsumsatz*** (Nach DGE = Deutsche Gesellschaft für Ernährung)

	m		w	
	kcal/h	kJ/h	kcal/h	kJ/h
Leichtarbeiter	unter 75	unter 315	unter 60	unter 250
Mittelschwerarbeiter	75–150	315–630	60–120	250–500
Schwerarbeiter	150–200	630–840	über 120	über 500
Schwerstarbeiter	über 200	über 840		

Das ideale Körpergewicht in verschiedenen Altersklassen

Das ideale Körpergewicht läßt sich nach Tabelle 17 für Männer und Frauen berechnen. Die Tabelle vermittelt genaue Angaben, bei welcher Körpergröße und in welchem Lebensalter ein bestimmtes Gewicht nicht überschritten werden sollte. Große amerikanische Lebensversicherungsgesellschaften haben gezeigt, daß die Lebenserwartungen bei 10%igem Untergewicht am höchsten sind (= das sog. „Idealgewicht", s. Tab. 17).
Abbildung 24 zeigt übersichtlich das ideale Körpergewicht, bezogen auf die Körperlänge in verschiedenen Altersklassen. Große Lebensversicherungsgesellschaften zeigten eindeutig, daß bei Übergewichtigkeit die Lebenserwartungen erstaunlich sinken.

10% Untergewicht (= Idealgewicht) versprechen die höchsten Lebenserwartungen

Abmagerungsdiät beim alternden Menschen

Kein *Einzelfaktor* ist von so großer Bedeutung für die Verkürzung der Lebenserwartungen wie *Übergewicht.* Eine Bekämpfung der Fettsucht ist deshalb in jedem Lebensalter angezeigt und vordringlich.
Es würde jedoch im Rahmen dieses Buches zu weit führen, ausführliche Diätpläne für eine fachgerechte Abmagerungskur wiederzugeben. Die Kur sollte stets

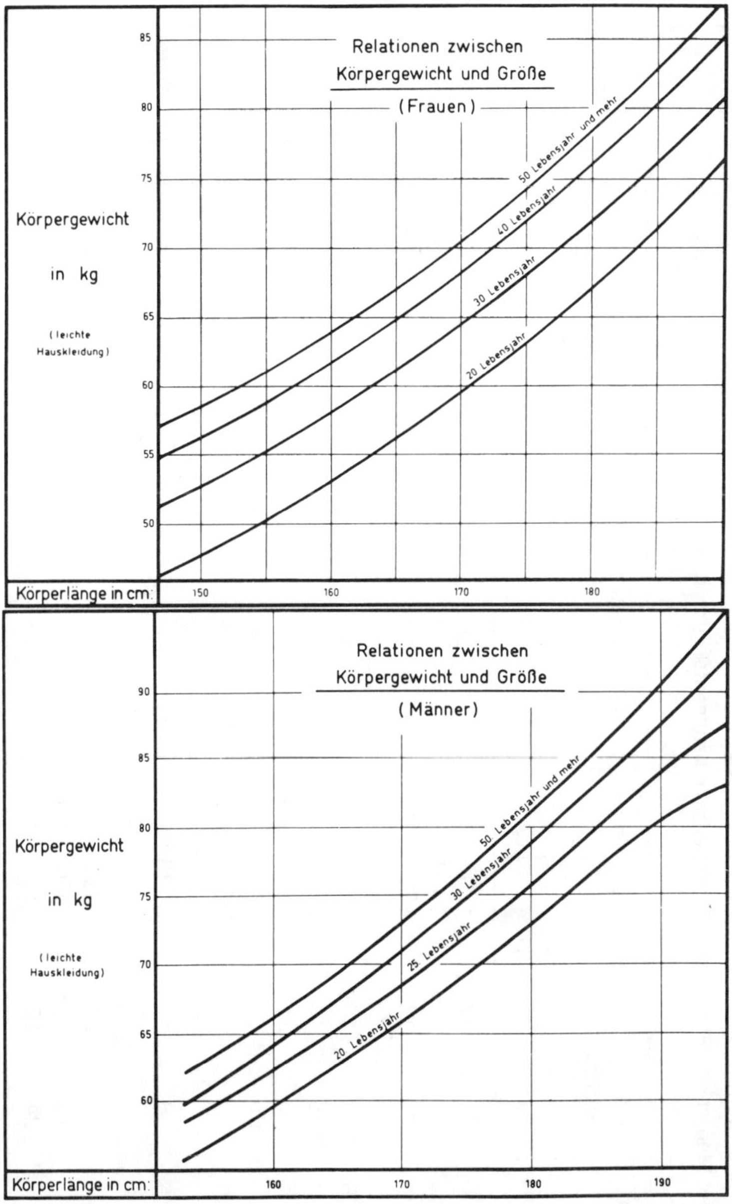

Abb. 24 Grob schematische Darstellung der Relationen zwischen Körperlänge und Gewicht. Ausführliche Angaben siehe in Tabelle 17. (Aus HOLTMEIER, H.-J.: Diät bei Übergewicht und gesunde Ernährung. 6. Aufl. Thieme, Stuttgart 1975).

Tabelle 16 Empfohlene tägliche Zufuhr von Nährstoffen in verschiedenen Altersklassen
(nach Food and Nutrition Board, National Academy of Sciences – National Research Council Richtlinien für die Nahrungszufuhr, Neubearbeitung 1964*)
Bestimmt für die Erhaltung eines guten Ernährungszustandes von praktisch allen gesunden Menschen in den USA. (Die Richtlinien gelten für Menschen mit normaler Tätigkeit in einem gemäßigten Klima.[1])

	Alter [2]) Jahre von bis	Gewicht kg	Größe cm	Kalorien	Protein g	Kalzium g	Eisen mg	Vit. A IE	Thiamin mg	Riboflavin mg	Niacin-Äquiv. mg[3])	Askorbinsäure mg	Vit. D IE[6])
Männer	18–35	70	175	2 900	70	0,8	10	5 000[5])	1,2	1,7	19	70	
	35–55	70	175	2 600	70	0,8	10	5 000	1,0	1,6	17	70	
	55–75	70	175	2 200	70	0,8	10	5 000	0,9	1,3	15	70	
Frauen	18–35	58	163	2 100	58	0,8	15	5 000	0,8	1,3	14	70	
	35–55	58	163	1 900	58	0,8	15	5 000	0,8	1,2	13	70	
	55–75	58	163	1 600	58	0,8	10	5 000	0,8	1,2	13	70	
Schwangere 2. u. 3. Trimester				+ 200	+20	+0,5	+5	+1 000	+0,2	+0,3	+3	+30	400
stillende Frauen				+1 000	+40	+0,5	+5	+3 00	+0,4	+0,6	+7	+30	400
Säuglinge	0–1[4])	8		kgx115 ±15	kgx2,5 ±0,5	0,7	kgx1,0	1 500	0,4	0,6	6	30	400
Kinder	1–3	13	87	1 300	32	0,8	8	2 000	0,5	0,8	8	40	400
	3–6	18	107	1 600	40	0,8	10	2 500	0,6	1,0	11	50	400
	6–9	24	124	2 100	52	0,8	12	3 500	0,8	1,3	14	60	400

Jungen	9–12	33	140	2400	60	1,1	15	4500	1,0	1,4	16	70	400
	12–15	45	156	3000	75	1,4	15	5000	1,2	1,8	20	80	400
	15–18	61	172	3400	85	1,4	15	5000	1,4	2,0	22	80	400
Mädchen	9–12	33	140	2200	55	1,1	15	4500	0,9	1,3	15	80	400
	12–15	47	158	2500	62	1,3	15	5000	1,0	1,5	17	80	400
	15–18	53	163	2300	58	1,3	15	5000	0,9	1,3	15	70	400

[1]) Die Richtwerte sollen die individuellen Schwankungen zwischen der Mehrzahl der Normalpersonen einbeziehen, soweit sie in den USA unter gewöhnlichen Umweltbelastungen leben. Die Richtwerte lassen sich mit vielerlei landesüblichen Nahrungsmitteln erreichen; dabei werden auch andere Nährstoffe zugeführt, für die sich keine genauen Bedarfszahlen angeben lassen.

[2]) Die Werte für die Altersgruppen 18 bis 35 Jahre gelten für das Alter von 25 Jahren. Alle anderen Angaben gelten jeweils für den Mittelwert der Altersgruppe: Die Werte für 1- bis 3jährige Kinder für 2jährige Kinder (24 Monate alt), die Werte für 3- bis 6jährige Kinder für 4 1/2jährige Kinder (54 Monate alt) usw.

[3]) Zu den Niacin-Äquivalenten gehört das in der Nahrung enthaltene präformierte Vitamin und seine Vorstufe Tryptophan. 60 mg Tryptophan entsprechen 1 mg Niacin.

[4]) Kalorien- und Eiweiß-Richtwerte je kg Körpergewicht nehmen nach Auffassung des Food and Nutrition Board von der Geburt an fortlaufend ab. Die Richtwerte für Kalzium, Thiamin, Riboflavin und Niacin steigen proportional zu den Kalorien bis zu den angegebenen Maximalwerten.

[5]) 1 internationale Einheit (IE) entspricht 0,30 μg Retinol (Vitamin-A_1-Alkohol) bzw. 0,60 μg β-Karotin. Die Werte der Tafel basieren auf der Annahme, daß annähernd zwei Drittel des Vitamins A in Form von Karotinen zugeführt werden.

[6]) 1 internationale Einheit (IE) entspricht 0,025 μg Vitamin D_3. Beim normalen, gesunden Erwachsenen ist die Eigenproduktion an Vitamin D meist genügend, wenn nicht ein Mangel an Tageslicht die Synthese beeinträchtigt (Nachtarbeiter, Nonnen).

*) s. auch Wissenschaftliche Tabellen – Documenta Geigy, 7. Ausgabe, Thieme, Stuttgart 1975

nach ärztlichen Richtlinien durchgeführt werden, um besonders im höheren Alter Komplikationen seitens des Kreislaufes zu vermeiden.
Wir verweisen diesbezüglich auf das im gleichen Verlag erschienene Buch vom gleichen Autor über den Titel: *„Diät bei Übergewicht und gesunde Ernährung“*, in dem sich genaue Anleitungen sowie eine Großzahl von Diätplänen zum Abmagern befinden, *auch für solche Kranke, die gleichzeitig an Magen-, Darm-, Leber-, Galle-, Herz- und an Zuckerkrankheit leiden, mit entsprechenden Schonkostkarten zum Abmagern.*

Ernährung des alternden Menschen

Der *Nahrungsbedarf* ist in den verschiedenen Lebensdezennien unterschiedlich und geht aus Tab. 16 übersichtlich hervor. Grob schematisch kann man jedoch unterscheiden zwischen der:

A. *Ernährung Jugendlicher, Kleinkinder und Säuglinge*
B. *Regeln gesunder Ernährung* zwischen 30–55 Jahren
C. *Ernährungsumstellung im Alter* ab ca. 55. Lebensjahr
(geänderter Nährwertbedarf)

In den vorangegangenen Kapiteln wurde dargelegt, daß *Krankheiten des Alters,* die oft bereits in früheren Dezennien auftreten, *vorwiegend degenerativer Natur* und ernährungsabhängig sind. Die wichtigste Erkenntnis ist, daß dieser Krankheitsprozeß langwierig und unmerklich über Jahre hinweg abläuft. *Somit können diese Erkrankungen nur durch rechtzeitige Beachtung der Regeln gesunder Ernährung beeinflußt werden.* Nach gegenwärtigen Forschungsergebnissen sollten die nachfolgenden Ernährungsregeln möglichst bereits ab *30. Lebensjahr* Anwendung finden. Die Ernährungsregeln für den alternden Menschen in diesen Jahren entsprechen im wesentlichen den Erkenntnissen, die auch sonst als Regeln gesunder Ernährungsweise gelten. Je früher sie Anwendung finden, desto größer sind die Aussichten, dem Auftreten dieser Erkrankungen vorzubeugen und ein langes Leben in Gesundheit zu erreichen.
Wenn sich auch *im höheren Alter* bereits vorhandene degenerative Krankheiten durch Diät allein nicht mehr ganz zurückbilden lassen, *empfehlen wir doch die Beachtung der nachfolgenden Ernährungsanweisungen,* um einem weiteren Fortschreiten oder Neuauftreten der genannten Krankheiten vorzubeugen.

Größe (in Schuhen) cm	Durchschnittsgewicht[1] in Kilogramm (in Hauskleidern)								Idealgewicht[2] in Kilogramm (in Hauskleidern), 25 Jahre und älter		
	Alter in Jahren								leichter Knochenbau	mittelschwerer Knochenbau	schwerer Knochenbau
	15–16	17–19	20–24	25–29	30–39	40–49	50–59	60–69			
	Männer										
153	44,9	51,7	55,7	58,4	59,7	61,1	62,0	60,7			
154	45,6	52,1	56,2	58,9	60,3	61,6	62,5	61,2			
155	46,3	52,6	56,7	59,5	60,8	62,2	63,1	61,7			
156	47,2	53,2	57,2	60,0	61,3	62,7	63,6	62,2			
157	48,1	53,7	57,8	60,5	61,9	63,2	64,1	62,8	50,5–54,2	53,3–58,2	56,9–63,7
158	49,0	54,3	58,4	61,2	62,5	63,9	64,7	63,3	51,1–54,7	53,8–58,9	57,4–64,2
159	49,9	55,1	59,1	61,9	63,2	64,6	65,2	63,9	51,6–55,2	54,3–59,6	58,0–64,8
160	50,8	55,8	59,9	62,6	63,9	65,3	65,8	64,4	52,2–55,8	54,9–60,3	58,5–65,3
161	51,7	56,5	60,6	63,1	64,7	66,0	66,5	65,1	52,7–56,3	55,4–60,9	59,0–66,0
162	52,6	57,2	61,3	63,7	65,4	66,7	67,2	65,8	53,2–56,9	55,9–61,4	59,6–66,7
163	53,5	58,0	61,9	64,2	66,1	67,5	67,9	66,6	53,8–57,4	56,5–61,9	60,1–67,5
164	54,4	58,7	62,5	64,8	66,8	68,2	68,6	67,3	54,3–57,9	57,0–62,5	60,7–68,2
165	55,3	59,4	63,0	65,3	67,5	68,9	69,4	68,0	54,9–58,5	57,6–63,0	61,2–68,9
166	56,1	60,1	63,5	66,0	68,2	69,6	70,0	68,7	55,4–59,2	58,1–63,7	61,7–69,6
167	57,0	60,8	64,1	66,7	68,9	70,3	70,8	69,4	55,9–59,9	58,6–64,4	62,3–70,3
168	57,9	61,6	64,6	67,3	69,7	71,1	71,5	70,2	56,5–60,6	59,2–65,1	62,9–71,1
169	58,8	62,2	65,1	67,9	70,4	72,0	72,4	71,1	57,2–61,3	59,9–65,8	63,6–72,0
170	59,7	62,9	65,7	68,4	71,1	72,9	73,3	72,0	57,9–62,0	60,7–66,6	64,3–72,9
171	60,6	63,6	66,4	69,1	71,8	73,6	74,1	72,7	58,6–62,7	61,4–67,4	65,1–73,8
172	61,5	64,3	67,1	69,8	72,5	74,3	74,8	73,4	59,4–63,4	62,1–68,3	66,0–74,7
173	62,4	65,1	67,8	70,5	73,2	75,0	75,5	74,2	60,1–64,2	62,8–69,1	66,9–75,5
174	63,3	65,8	68,5	71,2	73,9	75,8	76,2	75,1	60,8–64,9	63,5–69,9	67,6–76,2
175	64,2	66,5	69,2	71,9	74,7	76,5	76,9	76,0	61,5–65,6	64,2–70,6	68,3–76,9
176	64,9	67,2	69,9	72,6	75,5	77,3	77,8	76,9	62,2–66,4	64,9–71,3	69,0–77,6
177	65,7	67,9	70,6	73,4	76,4	78,2	78,7	77,8	62,9–67,3	65,7–72,0	69,7–78,4
178	66,4	68,6	71,4	74,1	77,3	79,1	79,6	78,7	63,6–68,2	66,4–72,8	70,4–79,1
179	67,1	69,3	72,1	74,8	78,0	79,8	80,5	79,5	64,4–68,9	67,1–73,6	71,2–80,0
180	67,8	70,1	72,8	75,5	78,7	80,5	81,3	80,4	65,1–69,6	67,8–74,5	71,9–80,9
181	68,5	70,9	73,6	76,3	79,5	81,3	82,2	81,3	65,8–70,3	68,5–75,4	72,7–81,8
182	69,2	71,8	74,5	77,2	80,4	82,2	83,1	82,2	66,5–71,0	69,2–76,3	73,6–82,7
183	70,0	72,7	75,4	78,1	81,3	83,1	84,0	83,1	67,2–71,8	69,9–77,2	74,5–83,6
184	70,9	73,4	76,1	79,0	82,0	83,8	84,7	84,0	67,9–72,5	70,7–78,1	75,2–84,5
185	71,7	74,1	76,8	79,9	82,7	84,5	85,4	84,9	68,6–73,2	71,4–79,0	75,9–85,4
186	72,6	74,8	77,5	80,8	83,5	85,3	86,2	85,8	69,4–74,0	72,1–79,9	76,7–86,2
187	73,5	75,5	78,2	81,7	84,4	86,2	87,1	86,7	70,1–74,9	72,8–80,8	77,6–87,1
188	74,4	76,2	79,0	82,6	85,3	87,1	88,0	87,6	70,8–75,8	73,5–81,7	78,5–88,0
189	75,3	76,9	79,7	83,3	86,2	88,0	88,9	88,5	71,5–76,5	74,4–82,6	79,4–88,9
190	76,2	77,7	80,4	84,0	87,1	88,9	89,8	89,4	72,2–77,2	75,3–83,5	80,3–89,8
191	77,1	78,4	81,0	84,7	88,1	89,9	90,8	90,3	72,9–77,9	76,2–84,4	81,1–90,7
192	78,0	79,1	81,5	85,4	89,2	91,0	91,9	91,4	73,6–78,6	77,1–85,3	81,8–91,6
193	—	79,8	82,1	86,2	90,2	92,0	92,9	92,5	74,4–79,3	78,0–86,1	82,5–92,5
194	—	80,5	82,6	86,9	91,3	93,1	94,0	93,6	75,1–80,1	78,9–87,0	83,2–93,4
195	—	81,2	83,2	87,6	92,4	94,2	95,1	94,6	75,8–80,8	79,8–87,9	84,0–94,3

Frauen											
148	**44,4**	45,3	46,6	48,9	52,4	55,6	56,9	57,8	42,0–44,8	43,8–48,9	47,4–54,3
149	44,9	45,8	47,2	49,4	52,8	55,9	57,3	58,2	42,3–45,4	44,1–49,4	47,8–54,9
150	45,4	46,3	47,7	50,0	53,1	56,3	57,7	58,6	42,7–45,9	44,5–50,0	48,2–55,4
151	46,0	46,9	48,2	50,5	53,7	56,9	58,2	58,9	43,0–46,4	45,1–50,5	48,7–55,9
152	46,5	47,4	48,8	51,0	54,2	57,4	58,8	59,3	43,4–47,0	45,6–51,0	49,2–56,5
153	47,1	48,1	49,4	51,6	54,8	57,9	59,3	59,8	43,9–47,5	46,1–51,6	49,8–57,0
154	47,9	**48,8**	50,1	52,1	55,3	58,5	59,8	60,3	44,4–48,0	46,7–52,1	50,3–57,6
155	48,6	49,5	50,8	52,6	55,8	59,0	60,4	60,8	44,9–48,6	47,2–52,6	50,8–58,1
156	49,3	50,2	51,3	53,2	56,3	59,5	60,9	61,3	45,4–49,1	47,7–53,2	51,3–58,6
157	50,0	50,9	51,9	53,7	56,9	60,0	61,4	61,9	46,0–49,6	48,2–53,7	51,9–59,1
158	50,6	51,5	52,4	54,3	57,4	60,6	62,1	62,5	46,5–50,2	48,8–54,3	52,4–59,7
159	51,1	52,1	53,0	54,8	58,0	61,1	62,8	63,2	47,1–50,7	49,3–54,8	53,0–60,2
160	51,7	52,6	53,5	55,3	58,5	61,7	**63,5**	63,9	47,6–51,2	49,9–55,3	53,5–60,8
161	**52,2**	53,3	54,0	55,9	59,0	62,4	**64,2**	64,7	48,2–51,8	50,4–56,0	54,0–61,5
162	52,8	54,0	54,6	56,5	59,6	63,1	64,9	65,4	48,7–52,3	51,0–56,8	54,6–62,2
163	53,4	54,8	55,2	57,0	60,1	63,8	65,7	66,1	49,2–52,9	51,5–57,5	55,2–62,9
164	54,1	55,5	55,9	57,7	60,7	64,3	66,4	66,8	49,8–53,4	52,0–58,2	55,9–63,7
165	54,8	56,2	56,6	58,5	61,2	64,8	67,1	67,5	50,3–53,9	52,6–58,9	56,7–64,4
166	55,5	56,7	57,3	59,2	61,9	65,5	67,8	**68,2**	50,8–54,6	53,3–59,8	57,3–65,1
167	56,2	57,3	58,1	59,9	62,6	66,2	68,5	68,9	51,4–55,3	54,0–60,7	58,1–65,8
168	56,9	57,8	58,7	60,5	63,2	66,9	69,2	69,7	52,0–56,0	54,7–61,5	58,8–66,5
169	57,4	58,3	**59,2**	**61,1**	63,8	67,6	69,9	70,4	52,7–56,8	55,4–62,2	59,5–67,2
170	58,0	58,9	59,8	61,6	64,3	68,4	70,6	71,1	53,4–57,5	56,1–62,9	60,2–67,9
171	58,6	59,6	60,5	62,3	65,0	69,1	71,3	71,8	54,1–58,2	56,8–63,6	60,9–68,6
172	59,4	60,3	61,2	63,0	65,7	69,8	72,1	72,5	54,8–58,9	57,5–64,3	61,6–69,3
173	60,1	61,0	61,9	63,7	66,4	70,5	72,8	73,2	55,5–59,6	58,3–65,1	62,3–70,1
174	60,8	61,7	62,6	64,4	67,1	71,2	73,5	73,9	56,3–60,3	59,0–65,8	63,1–70,8
175	61,5	62,4	63,3	65,1	67,9	71,9	74,2	74,7	57,0–61,0	59,7–66,5	63,8–71,5
176	62,2	63,1	64,0	65,8	68,6	72,8	75,1	75,4	57,7–61,9	60,4–67,2	64,5–72,3
177	62,9	63,8	64,7	66,6	69,3	73,7	75,9	76,1	58,4–62,8	61,1–67,8	65,2–73,2
178	63,6	64,6	65,5	67,3	70,0	74,6	76,8	**76,8**	59,1–63,6	61,8–68,6	65,9–74,1
179	—	65,5	66,4	68,2	70,9	75,5	**77,7**	—	59,8–64,4	62,5–69,3	66,6–75,0
180	—	66,4	67,3	69,1	71,8	76,4	78,6	—	60,5–65,1	63,3–70,1	67,3–75,9
181	—	67,3	68,2	70,0	72,7	77,2	79,6	—	61,3–65,8	64,0–70,8	68,1–76,8
182	—	68,2	69,1	70,9	73,6	78,1	80,7	—	62,0–66,5	64,7–71,5	68,8–77,7
183	—	69,1	70,0	71,8	74,5	79,0	81,8	—	62,7–67,2	65,4–72,2	69,5–78,6
184	—	70,0	70,9	72,7	75,4	79,9	82,9	—	63,4–67,9	66,1–72,9	70,2–79,5
185	—	70,9	71,8	73,6	76,3	80,8	83,9	—	64,1–68,6	66,8–73,6	70,9–80,4

[2] Nach Metropolitan Life Insurance Company, *Statistical Bulletin*, Bd. 40 (1959). Auf metrische Maße umgerechnet. – Idealgewicht: Gewicht mit der höchsten Lebenserwartung.

[1] Nach Society of Actuaries (Hrsg.) *Build and Blood Pressure Study*, Bd. 1, Chicago (1959), S. 16. Auf metrische Maße umgerechnet.

Tabelle aus Wissenschaftliche Tabellen Geigy, 7. Auflage (1975), Thieme, Stuttgart

Tabelle 18 Empfohlene Verbrauchsmengen an Nahrungsmitteln für Erwachsene unterschiedlichen Alters (je Kopf und Tag)

	Alter 25 Jahre g	65 Jahre g
Brot	270	270
Nährmittel	50	40
Hülsenfrüchte	8	5
Zucker	65	30
Kartoffeln	300	200
Gemüse	200	150
Obst	150	150
Fett (Reinfett)	55	35
Fleisch	100	100
Vollmilch	400	500
Käse und Quark	20	45
Eier (Stück)	1/2	1
Fisch	20	20
Eiweiß	75	84
davon tierisches	40	53
Fett	93	77
Kohlenhydrate	340	283
Kalorien	2550	2250

Tab. nach KRAUT, H., W. WIRTHS aus Schriftenreihe „Mehr Wissen um Ernährung" E 15) Bundesausschuß für volkswirtschaftliche Aufklärung e. V., Köln

Tab. 18 zeigt grob schematisch, in welchen Punkten sich die Ernährung junger und älterer Leute unterscheidet und welche Nahrungsmittel verändert zugeführt werden sollen.

Richtlinien für Männer um 70 kg bei unterschiedlichem Alter: Es brauchen nicht täglich *Fisch* und *Fleisch*, Hülsenfrüchte usw. verzehrt werden. Die Tab. gibt nur *Richtlinien*, in welchen Größenordnungen die Zufuhr bestimmter Nahrungsmittel empfohlen wird.

Ernährungsempfehlungen in jüngeren Lebensjahren (ca. 30. – 55. Lebensjahr)

Die zugeführten *Nahrungsmittel* lassen sich nach *Nährwertträgern* einteilen

Eiweiß, Fette, Kohlenhydrate

und in

Mineralsalze, Spurenelemente, Vitamine, Wasser

ordnen.

Die nachfolgenden Ausführungen über die Bedeutung der Nährstoffe und die *praktischen Ernährungsempfehlungen* gelten im Prinzip *für alle Altersklassen,* da sie geeignet sind, dem Auftreten von degenerativen, ernährungsabhängigen Krankheiten im Alter vorzubeugen.

Während die nachfolgende Schilderung der Ernährungsregeln vor allem für die Altersklassen der 30–55jährigen Menschen zutrifft, ergeben sich im *höheren Alter ab ca. 55 Jahren gewisse Abweichungen* z. B. bezüglich des Eiweiß-Kalorienbedarfs usw., die später in einem *speziellen Kapitel* zusammengefaßt und hervorgehoben werden. Einen Überblick über die Änderung des Nahrungsbedarfs im höheren Alter vermitteln vor allem übersichtlich *Tab. 16* und die Schlagzeilen ab S. 94.

Eiweiß

Als Repräsentanten der stickstoffhaltigen Stoffe sind die Eiweißstoffe zu bezeichnen. Die Bausteine der Eiweißstoffe sind *Aminosäuren.* Außer Kohlenstoff, Wasserstoff und Sauerstoff enthalten alle Eiweißstoffe Stickstoff, die meisten außerdem noch Schwefel, Phosphor und einige Eisen, Kupfer, Halogene usw. Die chemische Konstitution zahlreicher Eiweißkörper ist noch nicht geklärt. Während der Organismus Fett zu Kohlenhydraten und umgekehrt selber synthetisieren kann, müssen bestimmte Aminosäuren ausschließlich durch die Nahrung zugeführt werden. Die sogenannten *„essentiellen" Aminosäuren* Isoleucin, Leucin, Lysin, Methionin, Phenylalanin, Threonin, Tryptophan und Valin können vom Organismus selber nicht gebildet werden (Tab. 19). Die biologische Wertigkeit von Eiweiß ist also durch den Gehalt an diesen hochwertigen Aminosäuren gekennzeichnet. Tierisches Eiweiß ist vollwertiger als pflanzliches. Deshalb sollen mindestens 36% zugeführten Eiweißes tierischer Natur sein. *Fleisch, Fisch, Milch, Eier und Käse enthalten als tierische Eiweißträger unentbehrliche Aminosäuren (Tab. 20).* Heute erhalten wir fast 65% an tierischem Eiweiß.

Der Gesunde kann im Gegensatz zum Fett- und Kohlenhydratstoffwechsel nur ausnahmsweise Eiweißdepots bilden. Eiweiß wird zur Bildung und Arbeitsleistung der Zelle, Herstellung von Hormonen, Sekreten, Fermenten, Blut, Hirnsubstanz und zahlreicher anderer Stoffwechselfunktionen benötigt. Nach übereinstimmenden Erfahrungen beträgt das Eiweißminimum 30 bis 40 g täglich, *das Eiweißoptimum 0,9 g Eiweiß pro 1 kg Körpergewicht* (z. B. bei 70 kg Körpergewicht = 63 g Eiweiß/Tag). *Kinder, Jugendliche und alte Leute* benötigen 1,1 g pro kg.

Tabelle 19 Bedarf des gesunden Erwachsenen an essentiellen Aminosäuren (sofern durch eine ausreichende Stickstoffzufuhr die Bildung der nichtessentiellen Aminosäuren gesichert ist* [aus Wiss. Tab. Geigy, Thieme 1975])

Aminosäure	Säuglinge	Erwachsene**		
	Mindestbedarf (mg/kg/Tag)	Mindestbedarf		Empfohlene Zufuhr (g/Tag)
		Junge Männer (g/Tag)	Junge Frauen (g/Tag)	
L-Histidin	34	0	0	0
L-Tryptophan	22	0,25	0,16	0,50
L-Phenylalanin				
L-Tyrosin vorhanden +	90	0,30	0,22	–
L-Tyrosin nicht vorhanden	–	1,10	–	2,20
L-Lysin	103	0,80	0,50	1,60
L-Threonin	87	0,50	0,31	1,00
L-Methionin				
L-Cystin vorhanden ++	45	0,20	0,35	–
L-Cystin nicht vorhanden	–	1,10	–	2,20
L-Leucin	150	1,10	0,62	2,20
L-Isoleucin	126	0,70	0,45	1,40
L-Valin	105	0,80	0,65	1,60

* Vorbedingung ist eine für die Bildung der nichtessentiellen Aminosäuren ausreichende Stickstoffzufuhr.

** Der Mindestbedarf für über 50 Jahre alte Männer ist zumindest für 2 Aminosäuren höher als für junge Männer (Methionin 2,4–3,0 g pro Tag, Lysin 1,4–2,8 g pro Tag). Eine höhere Zufuhr als die angegebene empfohlene ist für werdende und stillende Mütter angebracht.

\+ Der Bedarf an Phenylalanin kann zu 70–75% durch Tyrosin gedeckt werden.

++ Der Bedarf an Methionin kann zu 80–89% durch Cystin gedeckt werden.

Tabelle 20 Aminosäuregehalt verschiedener Nahrungsmittel

Nach HARVEY, D., Tables of the Amino Acids in Foods and Feedingstuffs, Commonwealth Agricultural Bureaux, Technical Communication Nr. 19 Fernham Royal (1958) nach Wiss. Tab. Geigy, Thieme, 1975

Gramm Aminosäure je 100 g Protein

	Alanin	Arginin	Asparaginsäure	Cystein	Glutaminsäure	Glycin	Histidin	Leucin	Isoleucin	Lysin	Methionin	Phenylalanin	Prolin	Serin	Threonin	Tryptophan	Tyrosin	Valin
Muttermilch	3,8	3,4	9,3	1,9	19,8	2,2	2,2	9,4	5,6	6,2	2,1	4,0	8,6	4,8	4,5	1,6	4,2	6,2
Kuhmilch, Milchpr.	3,7	3,7	8,2	0,8	22,2	1,9	2,7	9,9	6,2	7,8	2,4	5,1	9,8	5,8	4,6	1,4	5,6	7,0
Hühnerei	—	6,4	10,7	2,1	12,3	3,8	2,6	9,0	5,8	6,7	3,0	5,3	4,3	7,7	5,3	1,8	4,3	7,2
Eiweiß		6,2	11,0	2,2	12,6	4,2	2,4	9,0	5,8	6,6	4,0	5,9	4,2	6,9	5,0	1,9	4,2	7,8
Eidotter	—	7,0	—	1,8	12,0	3,4	2,6	8,5	5,8	6,7	2,2	4,6	4,3	8,8	5,8	1,8	4,6	6,9
Rindfleisch																		
Schweinefleisch	6,2	6,6	9,1	1,3	15,4	4,5	3,2	7,8	5,1	8,2	2,4	4,2	4,2	4,2	4,5	1,3	3,4	5,3
Herz,																		
Niere,																		
Leber	6,2	6,1	9,1	1,3	15,4	4,5	3,2	9,0	5,1	8,2	2,4	5,1	4,2	4,2	4,5	1,3	3,4	6,1
Fische	6,1	5,8	9,4	11,2	14,1	6,1	2,1	7,5	5,1	9,0	2,9	3,7	5,9	5,3	4,5	1,0	3,0	5,3
Roggen	—	5,0	—	1,8	19,7	—	2,1	6,1	3,8	3,7	1,6	4,6	—	3,8	3,4	1,3	4,2	5,0
Weißbrot	3,0	3,4	4,2	2,2	33,0	3,4	2,1	7,4	3,7	1,9	1,9	5,0	11,5	4,5	2,9	—	3,2	4,2
Karotten	—	3,5	—	—	—	—	1,4	5,8	4,3	4,5	1,1	3,7	—	—	3,8	0,8	—	5,4
Kartoffeln	4,2	5,3	17,1	1,3	23,8	1,9	1,4	4,6	4,5	5,0	1,6	4,2	2,6	2,7	3,7	1,3	2,9	5,1
Spinat	—	4,5	—	—	—	—	1,4	6,4	4,0	5,1	1,8	4,5	—	—	4,0	1,8	—	5,1
Bohnen, grün	2,6	5,9	6,6	1,1	1,4	3,7	2,9	7,7	5,4	5,4	0,5	3,4	4,5	5,8	2,6	1,0	3,0	5,1
Erbsen	3,8	8,6	8,6	1,0	3,2	6,1	1,8	6,9	5,0	5,3	1,0	4,5	—	—	4,0	1,0	4,2	4,6
Sojabohnen, -mehl	5,0	7,4	1,3	1,9	19,0	4,5	2,6	7,7	5,3	6,4	1,3	5,0	5,3	5,8	4,0	1,4	3,7	5,3
Weizenkeime	—	6,9	—	1,4	—	—	2,7	5,9	3,5	6,1	1,4	3,7	—	—	4,5	1,0	—	4,6
Haselnüsse	—	14,6	7,0	2,6	20,5	9,4	1,9	6,2	5,8	2,9	1,0	3,7	5,6	9,6	2,9	1,4	3,7	6,2

Ideale Eiweißträger sind für ältere Leute:
Mageres Fleisch, magerer Fisch, Milch, Quark und magere Käsesorten (Buttermilch, Joghurt)

Fleisch

Magere Fleischsorten sind zu bevorzugen. Die Zubereitung sollte fettarm erfolgen (gegrillt, gedämpft oder gedünstet).
Zu bevorzugen: Mageres Fleisch: Hammel, Hase, Huhn, Hähnchen, Hirschkeule, Kalb, Pferd, Reh, Rebhuhn, Rind, Schweinelende, Taube, Wildente, Ziege.
Vorsicht mit: Ente, Gans, Masthuhn, Poularde, Truthahn, Wildschwein, da schwerer verdaulich und fett.

Innereien vom Kalb, Rind und Wild

Zu bevorzugen: Bries (nur vom Kalb), Leber, Niere, Zunge, Herz.
Vorsicht mit: geräucherter Ochsenzunge, Pökelfleisch.

Innereien vom Geflügel

Zu bevorzugen: Herz, Leber, Magen.

Wurst und sonstige Fleischwaren

Zu bevorzugen: Magere Brühwurst, mageres Büchsenfleisch, Bündnerfleisch, frische Blutwurst (ohne Speck), Corned beef, mageres Fleisch in Aspik, kalter Kalbsbraten (ohne Fettansatz), Lachsschinken, magerer Leberkäse, kalter Rinderbraten, Roastbeef, Schabefleisch (Tatar), magerer roher und gekochter Schinken (ohne Fettansatz), Weißwurst, magere Sülzen.
Vorsicht mit: Fetter Blutwurst, Bratwurst, Cervelatwurst, Fleischsalat (mit Mayonnaise), Gänseleberpastete, Knackwurst, Jagdwurst, Leberwurst (mit Speck), Mettwurst, Rindswurst, Schinkenwurst, Schlackwurst, Salami, Speck, Teewurst, Trüffelwurst.

Fisch und Fischwaren

Fisch ist wegen seines hohen Eiweiß- und Mineralgehaltes besonders wertvoll und zudem wesentlich billiger als Fleisch. Schonende Zubereitung: grillen, dünsten oder dämpfen. Man sollte darauf achten, daß man magere Fische und Fischprodukte den fettreichen Sorten vorzieht.
Zu bevorzugen: Magere Fluß- und Seefische: Felchen, Flunder, Forelle, Fluß-

barsch, Hecht, Heilbutt, Kabeljau, Rotbarsch, Schellfisch, Schleie, Scholle, Seelachs, Seezunge, Steinbutt, Thunfisch, Zander.
Vorsicht mit: Aal, Hering, Lachs, Makrele, Sprotte.

Fischdauerwaren

Zu bevorzugen: Anchovispaste, geräucherte Flunder, geräucherter Schellfisch, geräucherter Seelachs, Dorschkaviar, Hering in Gelee, Matjeshering, Sardinen sauer, Sardellen, Sardellenpaste.
Vorsicht mit: Aal geräuchert, Aal in Gelee, Bückling, Hering mariniert, Heringskonserven, Hummerpastete, Kieler Sprotten, Räucherlachs in Öl, Rollmops, Ölsardinen, Thunfisch in Öl.

Meeresfrüchte

Zu bevorzugen: Austern, Garnelen, Hummer, Krabben, Krebs, Miesmuschel.

Milch und Milchprodukte

Frische Milch und Milchprodukte sollen wegen ihres hohen Eiweiß-, Vitamin- und Mineralstoffgehaltes und ihrer guten Bekömmlichkeit in der Ernährung des alternden Menschen einen bevorzugten Platz einnehmen.
Zu bevorzugen: Buttermilch, Biojoghurt, Eledon (Buttermilchpulver), Joghurt, Kaffeesahne (bis 10% Fett), Kefir, Kondensmilch (zum Kaffee und Tee nicht über 10% Fett), Magermilchpulver, Magermilch, Molke, Sauermilch (Dickmilch), Vollmilch (ca. 1/2 l täglich), Quark.
Vorsicht mit: Schlagrahm (Sahne = 30% Fett), Sauerrahm (saure Sahne = 20% Fett), Sahneeis.

Eier

Eier sollten wegen des hohen Fett- und Cholesteringehaltes (Eigelb) nicht mehr als 2–3 Stück pro Woche gegeben werden.
Zu bevorzugen: Hühnerei (als weichgekochtes Ei oder Setzei u. ä.).
Vorsicht mit: Mayonnaise, Remouladensauce (Fettgehalt ca. 50–80%), Trockenei, hartgekochte Eier.

Käse

Man unterscheidet (nach Fettgehalt): Mager-, Viertelfett-, Halbfett-, Dreiviertelfett-, Fett-, Vollfett-, Rahm- und Doppelrahmkäse. Im allgemeinen sind eiweißreiche, fettarme Käsesorten zu bevorzugen.
Bis auf wenige Ausnahmen sinkt der Eiweißgehalt, je höher der Fettgehalt steigt. Er wird auf der Packung angegeben und schwankt zwischen 10–70% i.T. (in der

Trockenmasse). Hart- und Schnittkäse enthalten um 30–45% i.T., Schmelz- und Streichkäse werden in allen Bereichen zwischen 10–60% i.T. geliefert, Doppelrahmkäse um 60–70% i.T.
Eine genaue Aufstellung aller im Handel befindlichen Käse ist auf Grund zu großen internationalen Angebotes unmöglich. Man beachte beim Einkauf die Beschriftung.
Zu bevorzugen: Käsesorten mit niedrigem Fettgehalt (eiweißreich):
Magerkäse unter 10% F. i.T. (auf 100 g Käse entfallen ca. 2,7 g Fett und ca. 39,0 g Eiweiß): Harzer, Mainzer, Thüringer, Spitzkäse.
Viertelfettkäse mit 10% F. i.T. (auf 100 g Käse entfallen ca. 4,4 g Fett und ca. 38,4 g Eiweiß): Schichtkäse, Schmelzkäse.

Der Eiweißanteil von Käse sinkt relativ mit steigendem Fettgehalt; fettarme, eiweißreiche Käse sind ernährungsphysiologisch wertvoller.

Halbfettkäse mit 20% F. i.T. (auf 100 g Käse entfallen ca. 10,3 g Fett und ca. 37,8 g Eiweiß): Schmelzkäse, Limburger.
Dreiviertelfettkäse mit 30% F. i.T. (auf 100 g Käse entfallen ca. 18,6 g Fett und ca. 33,7 g Eiweiß): Hart-, Schnitt-, Schmelzkäse.
Fettkäse mit 40% F. i.T. (auf 100 g Käse entfallen ca. 25,0 g Fett und ca. 27,8 g Eiweiß): Hart-, Schnitt-, Schmelzkäse.
Vorsicht mit: Käsesorten über 40% Fettgehalt:
Vollfettkäse mit 45% F. i.T. (auf 100 g Käse entfallen ca. 28,3 g Fett und ca. 27,5 g Eiweiß): Hart-, Schnitt-, Schmelzkäse (z. B. oft Emmentaler, Schweizer, Münster, Camembert).
Rahmkäse mit 50% F. i.T. (auf 100 g Käse entfallen ca. 32,0 g Fett und ca. 24,3 g Eiweiß): Bel Paese (Butterkäse), Rahmbrie, Stilton, Rahmcamembert.
Doppelrahmkäse mit 60–70% F. i.T. (auf 100 g Käse entfallen ca. 37,8 g Fett und ca. 19,6 g Eiweiß): Doppelrahm-Frischkäse, Schmelzkäse.

Kohlenhydrate

Sie werden vorwiegend mit Pflanzennahrung als Stärkemehl, Zucker und Pflanzenschleime aufgenommen. In Tierkörper und Fleischnahrung finden sich nur kleine und bedeutungslose Mengen in Form von Glykogen, während in Milch bereits beachtlichere Mengen vorkommen. Kohlenhydrate werden wie Fette zu Kohlensäure und Wasser verbrannt. Kohlenhydrate lassen sich in einfache Zucker oder Monosaccharide (z. B. Glukose, Fruktose usw.) einteilen, in Oligosaccharide (wie Maltose, Laktose usw.) und Polysaccharide (wie Stärke, Glykogen, Zellulose usw.). *Monosaccharide* sind die *einfachsten Kohlenhydrate* und lassen sich nicht weiter durch Spaltung zerlegen. Die Aufnahme der Kohlenhydrate durch den Darm erfolgt in Form ihrer einfachsten Abbauprodukte als Monosaccharide. Diese gelangen durch die Pfortader zur Leber, wo sie als Glykogen deponiert und als Energiequelle für Muskeltätigkeit, zur Regelung des Blutzuckerspiegels usw. geliefert werden. Durch Muskeltätigkeit wird Glykogen verbraucht. Bekanntlich kommt es bei trainierten Sportlern nach beendeter Anstrengung zum vorübergehenden Anstieg des Blutzuckers oder bei körperlicher Erschöpfung infolge mangelnder Zuckernachlieferung aus der Leber zu einem Absinken des Blutzuckerspiegels. Der Zuckerstoffwechsel wird vom Zuckerzentrum des Gehirns über Nebenniere und Bauchspeicheldrüse (Insulin) reguliert.

Vorsicht mit *hochkalorischen Kohlenhydraten* (Reinzucker, Süßigkeiten, Gebäck), *die in Fett umgewandelt werden und leicht zu Übergewicht führen können.* Ausschließliche Ernährung mit Kohlenhydraten und Fetten *ohne Eiweiß* würde zum Tode führen.

Kohlenhydrate bilden den Hauptanteil der Nahrung (ca. 50% des täglichen Kalorienbedarfs). Empfehlenswert ist eine Einschränkung der Kohlenhydrate, die viel Kalorien enthalten wie: Zucker, Süßigkeiten und Mehlerzeugnisse. Dies gilt vor allem für Menschen mit Neigung zu Übergewicht.

Soweit Vollkornprodukte vertragen werden, sollten sie in der Ernährung bevorzugt werden, da diese einen hohen Gehalt an Vitamin B haben. Der Zellulosegehalt fördert außerdem die Magen-Darmtätigkeit. Ältere Menschen mit empfindlichem Magen- und Darmtrakt wählen jedoch besser leichtverdaulichere Brotsorten wie: Knäckebrot, Graubrot usw.

Brot und Backwaren

Zu bevorzugen: Grahambrot, Einback, Haferbrot, Haferzwieback, Knäckebrot, Kommißbrot, Roggenbrot, Schwarzbrot, Simonsbrot, Steinmetzbrot, Vollkornbrot, Weizenkeimbrot, altbackenes Weißbrot, Brötchen, Weizenmischbrot, Weizenschrotbrot, Weizenkleingebäck, Weizenzwieback.

Vorsicht mit: zu frischem Brot, Dampf- oder Ofennudeln (blähen!).

Konditoreiwaren und Süßigkeiten

Zu bevorzugen: Biskuit, Kissinger Hörnchen, Karlsbader Oblaten, Leibnizkeks, Leibnizwaffeln, Löffelbiskuit, Obsttorten, Spekulatius, Teegebäck, Teekuchen

Vorsicht mit: Blätterteiggebäck, Bonbons, Creme- und Sahnetorten jeglicher Art, Fondants, allen fetten Gebäcksorten, gebrannten Mandeln, frischem Hefekuchen, Honigkuchen, kandierten Früchten, Karamellen, Lebkuchen, Mandelkuchen, Marzipan, Nougat, Orangeat, Pfeffernüssen, Pralinen, Printen, Schokolade, Stollen, Zitronat (Vorsicht, da hochkalorisch und schwer verdaulich).

Zucker, Honig, Marmelade (Konfitüre, Gelee)

Im allgemeinen gibt es keine Einschränkung. Zucker und Honig sind hochkalorische, reine Kohlenhydrate und leicht resorbierbare Energiespender. Dies sollte man bei einer Kalorienbeschränkung beachten. Marmelade verwendet man sowieso nur in kleinen Mengen.

Nährmittel, Teigwaren, Kartoffeln

Genuß größerer Mengen führt besonders bei mangelnder Bewegung zu Übergewicht. Sowohl Reis als auch Teigwaren besitzen mehr Kalorien als Kartoffeln (100 g gekochte frische Kartoffeln = ca. 75 Kalorien, 100 g gekochter Reis = ca. 110 Kalorien). Auch hinsichtlich des Vitamin-, Mineralstoff- und Zellulosegehaltes ist die Kartoffel zu bevorzugen. Zutaten (wie Butter, Speck usw.) erhöhen den Kaloriengehalt beträchtlich (z. B. Bratkartoffeln usw.) und sind zu meiden.
Zu bevorzugen: Pellkartoffeln, Dampfkartoffeln, Kartoffelbrei, Kartoffelschnee (man beschränke sich auf 150–200 g Kartoffeln = ca. 3 Stück).
Vorsicht mit: Bratkartoffeln, Klöße, Pommes frites, Puffer, Kartoffelsalat (mit Mayonnaise zubereitet), Genuß von großen Mengen wie: Grießnockerln, Grießklöße, Nudeln, Polenta, Serviettenkloß, hausgemachte Spätzle und Reis kann zu Übergewicht führen.

Gemüse und Salate

Gemüse und Salate (auch als Rohkost zubereitet) sollten wegen ihres hohen Vitaminschonende, fettarme Zubereitung, d. h. dünsten im eigenen Saft, dämpbilden und reichlich gegessen werden. Sie sind im allgemeinen kalorienarm und deshalb dem Verzehr von Kartoffeln, Reis und Teigwaren vorzuziehen. Manche Sorten sind besonders reich an Zellulose, und so müssen sie je nach Verträglichkeit ausgesucht werden. Kohl und Hülsenfrüchte sind z. B. besonders schwer verdaulich.
Vitaminschonende, fettarme Zubereitung, d. h. dünsten im eigenen Saft, dämpfen, evtl. vorhandenes Kochwasser nicht wegschütten, sondern zu Suppen, Saucen usw. verwenden. Nach dem Garen einen Teil des Gemüses roh hinzugeben und reichlich Küchenkräuter verwenden. Dicke und fettreiche Mehlschwitzen sind ganz zu vermeiden. Das Gemüse für Rohkost erst kurz vor dem Verzehr zerkleinern und zubereiten.
Zu bevorzugen (leicht verdaulich): Artischocken, Blumenkohl, Bohnen, Broccoli, Brunnenkresse, Chicorée, Endivien, Eskariol, Feldsalat, Fenchel, Gurken, Karotten (Möhren), Kohlrabi, Kolbenmais, Kopfsalat, Kürbis, Löwenzahn, Mangold, Melone, Nessel, Rhabarber, Rote Rüben, Sauerampfer, Schwarzwurzeln, Sellerie, Spargel, Spinat, Teltower Rübchen, Tomaten, Zuckererbsen.
Vorsicht mit (blähen): Grünen Erbsen, Grünkohl, Kohlrübe, Meerrettich, Papri-

ka, Pfefferschote, Rettich, Rosenkohl, Rotkohl, Sauerkraut, Weißkohl, Wirsing, Zuckerrübe, Zwiebel.

Pilze

Vorsicht mit: Pilze sind im allgemeinen schwer verträglich. Champignons, Hahnenkamm (Ziegenbart), Pfifferling (Eierschwamm), Speisemorchel, Steinpilz, Trüffel.

Hülsenfrüchte

Vorsicht mit: Hülsenfrüchten. Sie sind *besonders schwer verträglich* und blähen, enthalten aber beträchtliche Mengen an hochwertigem Eiweiß, besonders die Sojabohne. Bohnen weiß, Erbsen gelb, Kichererbsen, Linsen, Sojabohne gelb.

Küchenkräuter

Küchenkräuter sollten in jeder Ernährungsweise reichlich Verwendung finden: Borretsch, Basilikum, Bohnenkraut, Beifuß, Dill, Estragon, Liebstöckel, Petersilie, Rosmarin, Schnittlauch, Thymian, Zitronenmelisse (Knoblauch, Schalotten und Zwiebeln je nach Verträglichkeit).

Obst

Obst dient als größter Vitaminspender und sollte weitmöglichst in rohem Zustand gegessen werden. Es ist in Verbindung mit Milchprodukten und Getreideflocken besonders gut verträglich.
Zu bevorzugen: Ananas, Äpfel, Aprikosen, Bananen, Birnen, Brombeeren, Erdbeeren, Feigen, Grapefruit, Hagebutten, Heidelbeeren, Himbeeren, Holunderbeeren, Johannisbeeren, Kirschen, Mandarinen, Melone, Mirabellen, Oliven, Orangen, Pfirsiche, Preiselbeeren, Quitten, Weintrauben, Zitronen.
Vorsicht mit (schwer verdaulich): Pflaumen, Reineclauden, Stachelbeeren, Zwetschgen (nur im rohen Zustand schwer verdaulich).
Vorsicht mit (da hochkalorisch): Backpflaumen, Datteln, Feigen, Johannisbrot, Korinthen, Malagatrauben, Rosinen, Sultaninen. Bei Verdauungsbeschwerden können beschränkte Mengen an: Feigen, Datteln, Backpflaumen usw. als schwerverdauliche Ballaststoffe die Darmtätigkeit anregen (evtl. Sauerkraut).

Hartschalenobst

Es ist sehr kalorienreich (hoher Fettgehalt) und für manchen älteren Menschen schwer bekömmlich, daher nur in kleinen Mengen zu empfehlen.
Vorsicht mit: Erdnuß, Haselnuß, Kastanie, Kokosnuß, Mandeln, Paranuß, Pistazienkernen, Walnuß (Alle Nüsse sind hochkalorisch; 100 g = ~ 500–700 Kal.)

Nußmehl, Nuß- und Mandelmus sind wohl vielseitig verwertbare und billige Eiweißträger, aber hochkalorisch!

Suppen

Zu bevorzugen: Klare und entfettete Bouillon, Gemüsebrühe, Knochenbrühe (evtl. mit Einlagen wie: Eierstich, Fadennudeln, Gemüse, Graupen, Grieß, Haferflocken, Reis).
Vorsicht mit: Fetter Bouillon, Suppen mit Hülsenfrüchten, Suppen mit Mehlzutaten (gebundene Suppen).

Desserts

Zu bevorzugen: Buttermilchspeisen, Gelatinespeisen, Joghurt, Kompott, frisches Obst, Obstgelee, Quarkspeisen.
Vorsicht mit: Sämtlichen Cremes und Puddings, Dörrobst, Eierspeisen wie: Pfannkuchen (Palatschinken, arme Ritter usw. Vorsicht, da hochkalorisch!) Gelegentlich einmal in kleinen Mengen.

Getränke

Die normale tägliche Trinkmenge beträgt 1–1,5 l (bei Hitze oder Fieber mehr). Zu heiße und zu stark gekühlte Getränke vermeiden.
Zu bevorzugen: Gemüsesäfte, sämtliche Kräutertees, Malzkaffee, Milchmischgetränke, Mineralwässer, Obstsäfte, schwarzer Tee, coffeinfreier Kaffee, echter Bohnenkaffee (2–3 Tassen je nach Verträglichkeit).
Vorsicht mit: allen alkoholischen Getränken (sind hochkalorisch und führen bei Übermaß zu Leberschäden). Der Genuß von 1/4 l naturreinem, leichten Wein zum Essen oder 1 Glas Branntwein, 1 Fl. Bier (2 Glas) – aber nicht gleichzeitig und regelmäßig – 1–2 Glas Sekt, 1 Glas Likör usw. sind erlaubt.
Besonders hochprozentige Spirituosen sind auch besonders hochkalorisch (1 Glas Kognak, Whisky usw. zu 30 ccm enthalten ca. 100 Kalorien). Wenn mehr getrunken wird, zuvor gut essen, da alleiniger Alkoholgenuß vermehrt Organschäden verursacht. Medikamente, welche den Genuß am Alkohol nehmen, dürfen nur unter ärztlicher Kontrolle angewendet werden (z. B. Antabus).
Vorsicht mit Coca-Getränken, Limonaden und nicht naturreinen Weinen (kalorienreich).

Gewürze, Salz

Die Speisen sollten recht schmackhaft zubereitet werden. Dafür verwende man reichlich Küchenkräuter und, je nach Verträglichkeit, in- und ausländische Gewürze.

Salz sollte nicht übermäßig ca. 8–10 g pro Tag einschließlich des natürlichen Salzgehaltes der Nahrung verwendet werden.
Zu bevorzugen: Reichlich Küchenkräuter, Speisesalz, milde Gewürze. Für den Gesunden ist Kochsalz nicht schädlich. In jodarmen Gegenden (Gebirge) verwende man jodiertes Speisesalz, um Schilddrüsenerkrankungen vorzubeugen. Behauptungen, Meersalz, Kräuter-, Selleriesalz oder bestimmte Bädersalze wären gewöhnlichem Kochsalz überlegen, sind zweifelhaft. Auch ist der Kochsalzgehalt dieser Produkte meist nicht nennenswert verringert. (Bei Wassersucht ist zwecks Wahl geeigneter Kochsalzersatzmittel ärztlicher Rat einzuholen).

Genußmittel

Neben den Nährwertträgern benötigt der Organismus *Genußmittel.* Ohne solche erregt Nahrungsgenuß oft Widerwillen. Als Genußmittel werden Substanzen bezeichnet, die nicht als Energielieferanten dienen, sondern anregende Wirkung auf Nerven, Psyche usw. ausüben. Genußmittel sind z. B. Salze, Extrakte, Röstprodukte, Gewürze oder Kaffee, Tee, Alkohol. Sofern keine speziellen Krankheiten, etwa des Magen-Darm-Traktes vorliegen, sind dem alternden Menschen diese Dinge erlaubt, allerdings stets in vernünftigen Mengen.
Maßhalten in allen Dingen des Lebens *gilt auch im Gebrauch von Alkohol.* Ein Glas Wein am Abend (besser guter Rotwein) oder Bier schaden nichts. Bei niedrigem Blutdruck oder nach Genuß von fetten, schwer verdaulichen Speisen wirkt ein guter Kognak (aber nicht viele) oft Wunder. *Alkohol* stellt neben Kohlenhydraten, Fett und Eiweiß einen rasch und gut resorbierbaren Energiespender dar: *1 g Alkohol liefert 7,1 Kalorien.* Bei Abmagerungsdiäten ist dieser Gesichtspunkt von Wichtigkeit, da Alkohol fast doppelt soviel Kalorien wie Kohlenhydrate und Eiweiß liefert. Von großer Bedeutung beim Einkauf alkoholischer Waren ist, daß *einwandfreie, gute Produkte* ausgewählt werden. Billige Waren wirken sich nachteilig auf die Gesundheit aus. Leberkranke sollten auf keinen Fall Alkohol zu sich nehmen.

Vitamine, Mineralstoffe, Spurenelemente

Bei gemischter Kost werden in der Regel Vitamine, Mineralstoffe und Spurenelemente auch beim alten Menschen in ausreichender Form zugeführt. Im Winter und Frühjahr wirken sich auf ärztlichen Rat medikamentöse Verabreichung von Poly-Vitamintabletten, möglichst mit Mineralstoffen und Spurenelementen angereichert, günstig aus, zumal wenn der Nahrungskonsum alter Leute gering ist.
Eine besondere Bedeutung nimmt in bestimmten Fällen die Altersosteoporose ein, welche auf ärztlichen Rat Gabe von Kalzium und Phosphor eventuell in medikamentöser Form erfordern kann. Neuerdings wurden auch gute Erfahrungen mit Fluorbehandlung gemacht.

Multivitamin-Mineralpräparate

Combionta (Fa. Merck), Multivitamin-Mineralpräparat, 1–2 Dragees täglich.
Eunova (Fa. Wülfing-Bauer), Multivitamin-Mineralpräparat, 1 Dragee täglich.
Fortiplex (Fa. Weimer), Multivitamin-Mineralpräparat, 1–2 Dragees täglich.
Gevrabon (Fa. Lederle), Multivitamin-Mineralpräparat, für alternde Leute, 1–2 Kapseln täglich.
Prenatal (Fa. Lederle), Multivitamin-Mineralpräparat, 1–3 Kapseln täglich.
Supradyn (Fa. Hoffmann-La Roche), Multivitamin-Mineralpräparat, 1 Kapsel oder Brausetabl. täglich.
Vi-Magna-forte (Fa. Lederle), Multivitamin-Mineralpräparat, 1 Kapsel täglich.
Vita-Truw (Fa. Truw), Multivitamin-Mineralpräparat, 1–2 Kapseln täglich.
Viterra (Fa. Pfizer), Multivitamin-Mineralstoffpräparat, 1–2 Lutschtabletten täglich.

Aufstellung über einige Vitaminpräparate

(welche alle lebensnotwendigen Vitamine enthalten)

Completovit (Fa. Boehringer, Ingelheim). Multivitaminpräparat, 1–2 Briefchen Granulat zum Trinken oder 3 x 1 Lingualdragee täglich.
Multibionta (Fa. Merck), Multivitaminpräparat, 1–2 Brausetabletten täglich oder 3 x 10 Tropfen täglich oder 2 x 1 Kapsel täglich.
Multibionta forte (Fa. Merck), Multivitaminpräparat, 1 x täglich 1 Kapsel.
Multivitamin-Lappe (Fa. Lappe), Multivitaminpräparat, 2–3 Dragees täglich oder Saft.
Multivitamin-„Schi-Wa“ (Fa. Schi-Wa), Multivitaminpräparat, 1–2 Kapseln täglich.
Protovita „Roche“ (Fa. Hoffmann-La Roche), Multivitaminpräparat, 1–2 Kapseln täglich oder Tropfen.
Stresscaps (Fa. Lederle), Multivitamin Konzentrat bei besonderer Belastung, 1 Kapsel täglich.
Vi-Magna (Fa. Lederle), Multivitaminpräparat, 1 Kapsel täglich.
Vitazell ‰ (Fa. Tosse), Multivitaminpräparat, 1–2 Dragees täglich.

Kochanweisungen zum Vitaminschutz der Nahrung

1. *Wenig Wasser benützen*, dünsten.
2. Gemüse *mit kochendem* (nicht kaltem) Wasser *aufsetzen.*
3. *Kochwasser* der Gemüse für Suppen verwenden.
4. Alles im *natürlichen Zustand mit Schale kochen* (z. B. Kartoffeln, Karotten). Gemüse usw. möglichst wenig mit der Hand anfassen.
5. Kartoffeln *nie im kalten Wasser lagern*, Gemüse nicht welken lassen oder lagern.

6. *So kurz wie möglich kochen oder erhitzen.*
7. Töpfe und Dampfkessel *fest verschlossen* halten, nicht umrühren.
8. Zum Blanchieren usw. *nie „Natron“* (Natriumbicarbonat) zusetzen.
9. *Tiefgekühlte Nahrungsmittel* halten ausgezeichnet Vitamine (aber rasch auftauen, nicht liegen lassen).

Fett

Es hängt von der *Temperatur* ab, ob ein Fett als *Öl* oder *festes Fett* vorliegt. Der Schmelzpunkt wird jedoch von Art und Menge des Anteils an *ungesättigten Fettsäuren* bestimmt. Deshalb liegt Öl bereits bei Zimmertemperatur (mit einem hohen Anteil an ungesättigten Fettsäuren) flüssig vor. Je *höher der Schmelzpunkt* liegt, besonders ab 37 °C, desto *schlechter* verdaulich ist das Produkt.
Chemisch gesehen sind *Fette Glycerinester* verschiedener Fettsäuren. Es wird zwischen *gesättigten, ungesättigten* bzw. *hochungesättigten Fettsäuren* unterschieden. Während der Organismus Glycerin, gesättigte und ungesättigte Fettsäuren selber bilden kann, werden hochungesättigte Fettsäuren (auch *„essentielle“* Fettsäuren genannt) wie *Linolsäure* und *Arachidonsäure* nicht im Organismus gebildet und müssen durch Nahrung zugeführt werden. Die wichtigste essentielle Fettsäure ist *Linolsäure.*
Im Tierversuch an Ratten können bei Fehlen „essentieller“ Fettsäuren *Mangelsymptome* wie Hautveränderungen, Wachstumsstillstand, Störungen im Wasserhaushalt usw. nachgewiesen werden. Als optimale Tageszufuhr sollen an „essentiellen“ Fettsäuren etwa 10 g zugeführt werden.

Tabelle 20a *Empfehlenswerte Höhe der Zufuhr* (nach Deutscher Gesellschaft für Ernährung)

		essentielle Fettsäuren g/Tag
Erwachsene		10
Säuglinge	0– 6 Monate	2
	7–12 Monate	3
Kinder	1– 3 Jahre	4
	4– 6 Jahre	5
	7– 9 Jahre	6
	10–12 Jahre	7
	13–14 Jahre	9
Jugendliche	15–18 Jahre	10
Schwangere	ab 6. Monat	10
Stillende		12

(Lit. G. Wolfram: Ernährungsumschau 23 [1976] Heft 9)

Der im Auftrage der Deutschen Gesellschaft für Ernährung von WOLFRAM veröffentlichte Artikel führt weiter aus:
„Am Menschen liegen über die biologische Wertigkeit verschiedener essentieller Fettsäuren keine gezielten Untersuchungen vor."
„Der Wirkungsmechanismus der essentiellen Fettsäuren ist noch nicht genügend erforscht."
„Die Bedeutung der essentiellen Fettsäuren für den Cholesterinstoffwechsel und die Verhütung der Arteriosklerose steht noch in der Diskussion."
„Über die Versorgung der Bevölkerung mit Linolsäure geben Verbraucherstatistiken Auskunft. Nach einer deutschen Statistik lag im Jahr 1958/59 der Verbrauch von Linolsäure in der Bundesrepublik bei 12,1 g pro Kopf und Tag (25). In Erhebungen aus dem Jahr 1961 wird der Verbrauch von Linolsäure in Mitteleuropa mit Werten *zwischen 13,6 g pro* Kopf und Tag für die *Bundesrepublik* Deutschland und *8,6 g pro Kopf und Tag für Italien angegeben.* Laut Ernährungsbericht 1976 liegt auf der Basis der Agrarstatistik die Zufuhr von Linolsäure in der Bundesrepublik im Durchschnitt bei 14 g pro Kopf und Tag. In Einkommens- und Verbrauchsstichproben des Statistischen Bundesamtes wurden Verbrauchswerte um 20 g pro Kopf und Tag ermittelt. *Damit ist in der Bundesrepublik im Durchschnitt eine ausreichende Linolsäureversorgung gewährleistet."*
Nach letzten Berichten lag 1977 die Zufuhr an hochungesättigten Fettsäuren bei ca. 26 g/Tag/Person in der Bundesrepublik (bei unverändert zu hoher Gesamtzufuhr an Fett um 140 g/Tag/Person). Damit erhalten wir ein Vielfaches an Linolsäure bzw. an hochungesättigten Fettsäuren, so daß es allein aus dieser Sicht sehr fragwürdig erscheint, wenn heute noch vereinzelt behauptet wird, daß mit einem möglichst hohen Anteil in der Nahrung in der Zufuhr an hochungesättigten Fettsäuren dem Auftreten von Herzinfarkten, von arteriosklerotischen Gefäßerkrankungen usw. vorgebeugt werden könnte oder hierdurch eine gezielte allgemeine Vorbeugung vor erhöhtem Serumcholesterin möglich wäre. Zahlreiche Massenstudien (Antikoronarieclub, Framinghamstudie usw.), die einen Rückgang an Herzinfarkten feststellten, haben in ihren Versuchen zahlreiche Parameter geändert, indem sowohl die Gesamternährung umgestellt und das Körpergewicht zu normalisieren empfohlen wurde als auch der Abbau von Bewegungsmangel usw. Die Ursache des Rückgangs an Herzinfarkten in den USA in den letzten Jahren ist noch völlig unklar. Auch dürften Einflüsse der Weltwirtschaftskrise bedeutsam sein, denn auch 1928–33 gingen bei der damaligen Weltwirtschaftskrise Herz-Kreislauf-Krankheiten zurück und stiegen danach wieder stark an.
Die heutigen Empfehlungen einer Linolsäurenzufuhr von 10 g beinhalten einen Sicherheitsfaktor (Mehrzufuhr von 3,5 g als normal). WOLFRAM kommt deshalb namens der *Deutschen Gesellschaft für Ernährung* zu folgenden „Empfehlungen":

Empfehlungen (nach WOLFRAM/DGE 1976)

Für *Empfehlungen an die Bevölkerung* ist es angebracht, den Bedarf mit der Zufuhrgröße gleichzusetzen, welche die ersten biochemisch faßbaren Veränderungen verhütet. Der empfindlichste Parameter für die Versorgung des Menschen mit Linolsäure, der wichtigsten essentiellen Fettsäure, ist der Linolsäuregehalt der Cholesterinester des Serums. In Ernährungsversuchen an gesunden Erwachsenen waren *im Mittel 6,5 g Linolsäure pro Tag ausreichend,* um ein Absinken des Linolsäurespiegels in den *Cholesterinestern* des Serums zu verhindern. Die Zufuhrgröße, die in individuellen Versuchen die Ausgangswerte in jedem Fall erhielt, lag bei 9,3 g pro Tag. *Unter Berücksichtigung eines angemessenen Sicherheitszuschlages* ergibt sich daraus eine Empfehlung von *10 g* essentieller Fettsäuren pro Tag für den gesunden Erwachsenen. Diese Menge entspricht etwa 3% der Gesamtenergiezufuhr. Durch diese Zufuhrgröße, die mit einer *gemischten Kost* ohne Schwierigkeiten zu erreichen ist, werden beim gesunden Erwachsenen die typischen *Zeichen eines Mangels an essentiellen Fettsäuren mit Sicherheit vermieden.*"

Freispruch für die Butter

Eigene umfangreiche Ernährungsberechnungen zeigen, daß bei einer *ausgewogenen Ernährung, in der alle Nährwertträger* (Eiweiße, Fette, Kohlenhydratträger) bei Zufuhr von 2400 Kalorien im Verhältnis *12,3% Eiweiß, nicht mehr als 30% Fett und 57,7% an Kohlenhydraten zugeführt werden, die Zufuhr an Linolsäure ausreichend garantiert ist.* Hier ist z. B. auf den hohen Gehalt im Fisch an Linolsäure hinzuweisen. So enthalten 100 g Forelle 29% an gesättigten, aber 40% an hochungesättigten Fettsäuren, 100 g Kabeljau 43% an gesättigten, aber 30% an hochungesättigten, 100 g Rotbarsch 31% an gesättigten, aber 38% an hochungesättigten Fettsäuren, während umgekehrt in den meisten Fleischsorten von Schwein, Kalb und Rind die unerwünschten gesättigten Fettsäuren überwiegen (100 g Hasen-, Hirsch-, Rehfleisch liefern um 66% an gesättigten Fettsäuren, 100 g Hammel-, Kalb-, Schweinefleisch um 46–59% an gesättigten Fettsäuren). Derartige Fleisch- und entsprechende Wurstwaren liefern in allererster Linie größere Fettmengen und gesättigte Fettsäuren, zumal von diesen Nahrungsmitteln meist mehr als 100 g pro Mahlzeit, oft 150–200 g gegessen werden, nicht aber von Butter (Tab. 21), von der gegenwärtig (1977) täglich 18,0 g/Person/Tag gegessen werden (Gehalt an gesättigten Fettsäuren 61%). Sie ist wegen des geringen Verbrauchs als Lieferant von Cholesterin und gesättigten Fettsäuren kaum zu berücksichtigen und liegt deshalb als *möglicher Gefahrenfaktor* für das Auftreten von Herzinfarkten oder von Arteriosklerose seit jeher in der BRD *außerhalb jeder wissenschaftlichen Betrachtungsweise.* Niemand könnte bei einer Gesamtfettzufuhr von 140,6 g täglich pro Kopf ernsthaft behaupten, daß 18,0 g Butter eine Rolle spielen dürften. Die Höchstzufuhr, die je im Butterkonsum erreicht wurde, lag 1962 bei ca. 24 g/Tag. Seither ging der Konsum ständig zurück, aber die Herz-Kreislauf-Krankheiten nahmen zu. Die hohe Fettzufuhr, die uns heute Sorgen bereitet, ergibt sich aus dem starken Anstieg der Anteile an versteckten Fetten. Sie betrugen 1977 ca. 80 g von 140 g Fett. Sie spielen als Cholesterinlieferanten eine wesentliche Rolle. 18 g Butter liefern 43 mg Cholesterin, 200 g Innereien, z. B. Leber, zu einer Mahlzeit 500 mg Cholesterin, 150 g Kalbfleisch 135 mg Cholesterin, 150 g Rindfleisch ähnliche Mengen. Für die Cholesterinbelastung ist die Menge entscheidend, die von einem Nahrungsmittel verzehrt wird. 100 g Tee (niemand trinkt so viel) enthalten z. B. eine lebensgefährliche Fluormenge.

Tabelle 21 Butterkonsum in der BRD pro Person

Jahre	kg/Jahr	g/Tag
1935/38 (Deutsches Reich)	8,1	22,2
1949/50 (BRD)	5,5	15,0
1950/51	6,4	17,5
1951/52	6,8	18,6
1952/53	6,2	16,9
1953/54	6,8	18,6
1954/55	7,0	19,1
1955/56	7,0	19,1
1956/57	7,2	19,7
1958	7,6	20,8
1959	7,8	21,3
1960	8,3	22,7
1961	8,7	23,8
1962	8,9	24,3
1963	9,0	24,6
1964	8,7	23,8
1965	8,4	23,0
1966	8,5	23,2
1967	8,4	23,0
1968	8,4	23,0
1969	8,4	23,0
1970	8,6	23,5

Tabelle 21 Butterkonsum in der BRD pro Person (Fortsetzung)

Jahre	kg/Jahr	g/Tag
1971	7,9	21,6
1972	7,1	19,4
1973	7,3	20,0
1974	7,1	19,4
1975	6,8	18,6
1976	6,4	17,5
1977	6,6	18,0

Diese Übersicht widerlegt jede Behauptung, daß Butter jemals einen Einfluß auf die Entstehung von Herzinfarkt oder Arteriosklerose im Rahmen des Fettkonsums der Gesamtbevölkerung gehabt haben könnte. Sie nahm nur 12–16% des Fettkonsums ein (1977 von 140,6 g/Tag/Person). (Lit. Zentrale Markt- und Preisberichtsstelle für Erzeugnisse der Land-, Forst- und Ernährungswirtschaft GmbH, Bonn 1978)

Tabelle 21a Aufgliederung des Fettkonsums in der BRD

1949/50	
Kalorienkonsum/Tag	= 2948
Fettkonsum insgesamt	= 97,8 g
davon Speisefett = 12,3%	= 38,9 g
davon verstecktes Fett = 18,6%	= 58,9 g
Butter = 5,5 kg/Jahr	= 15,0 g/Tag/Person
1963/64	
Kalorienkonsum/Tag	= 2943
Fettkonsum insgesamt	= 128,7 g
davon Speisefett = 21,9%	= 69,3 g
davon verstecktes Fett = 18,8%	= 59,4 g
Butter = 8,9 kg/Jahr	= 24,3 g/Tag/Person
1974/75	
Kalorienkonsum/Tag	= 2997
Gesamtfett = 40,9%	= 131,7 g
davon Speisefett = 16,5%	= 53,1 g
davon verstecktes Fett = 24,4%	= 78,6 g
Butter = 6,9 kg/Jahr	= 18,9 g/Tag/Person

Diese Aufstellung zeigt die starke Zunahme an verstecktem Fett und den Rückgang an Speisefett. Lit. s. Tab. 21.

Tabelle 22 Linolsäuregehalt einiger Speisefette

I. Butter	Winter u. Sommer	1– 2%	
II. Margarine	Mittelsorte	5–10%	
	Spitzenqualität	10–15%	
	Spezialsorten	20–50%	
III. Öl	Maiskeimöl	51–58%	auch hinsichtlich Geschmack, Haltbarkeit am besten geeignet
	Sonnenblumenöl	46–55%	
	Baumwollsaatöl	40–45%	
	Distelöl	67–77%	Nachteile hinsichtlich Geschmack, Haltbarkeit Linolsäuregehalt usw.
	Sojaöl	50–60%	
	Weizenkeimöl	45–65%	
	Leinöl	22–60%	
	Rüböl	14–15%	
	Palmöl	8–11%	
	Olivenöl	4–12%	
	Rindertalg	2%	ungeeignet
	Schweineschmalz	2–10%	
	Kokosfett	1%	
	Palmenkernfett	1%	

(Werte nach: Bundeausschuß für Volkswirtschaftliche Aufklärung, Köln, Schriftenreihe Nr. 22 im Auftrage des Bundesministeriums für Ernährung, Landwirtschaft und Forsten, Bonn).

In den arteriosklerotisch veränderten Blutgefäßen kommen große Mengen an Cholesterin und Kalzium vor. Leider fehlt bis heute das Bindeglied zwischen der Zufuhr durch die Nahrung bis zur Cholesterinablagerung. Alle diesbezüglichen Studien sind bis heute weitgehend unzureichend*, und entsprechende Empfehlungen, generell prophylaktisch Cholesterin zur Vorbeugung vor Herz-Kreislauf-Krankheiten – wie etwa dem Herzinfarkt –, in der Nahrungszufuhr einzuschränken, sind unbewiesen, zumal die Cholesterinbildung im Organismus ein Vielfaches über der möglichen Nahrungszufuhr liegt.

* s. auch LANG, K.: Medizin und Ernährung 7 (1960) 143.

Entscheidend sind hier nicht die Reduzierung der Nahrungszufuhr von Cholesterin, sondern allgemeine *Maßnahmen zur Senkung des Cholesterinspiegels*. Dies gelingt durch verschiedene Methoden:

1. *Eingeschränkte Kalorienzufuhr.*
2. *Höhere Eiweißzufuhr.*
3. *Niedrige Gesamtfettzufuhr.*
4. Zufuhr einer ausreichend *hohen Menge* an *Magnesium.* Keine überhöhte Zufuhr an Vitamin D und Kalzium (Tab. 2 und Tab. 23)

Am einfachsten ist diese Forderung dadurch zu erfüllen, daß die Fettzufuhr auf 25–30% der täglichen Kalorienzufuhr bei Leichtarbeitern, zu denen in der Regel auch der alte Mensch zählt, beschränkt wird und man zum Kochen nur Öl (wie Maiskeimöl, Sonnenblumenöl usw.) verwendet. Der verbleibende Rest für Brotaufstrichfett (von ca. 30 g/Tag) kann unbedenklich als Margarine oder Butter verzehrt werden. Entscheidend ist *Reduktion der Kalorienzufuhr, höhere Eiweißzufuhr, Einschränkung der Gesamtfettzufuhr.* Der optimale Fettbedarf entspricht etwa 1 g Fett pro 1 kg Körpergewicht täglich (d. h. 70 g Fett pro Tag bei einem 70 kg schweren Menschen). Nicht mehr als 30 % des täglichen Kalorienbedarfs dürfen durch Fett gedeckt werden. 1 g Fett liefert 9,3 Kalorien an Energie. Abweichungen für den alternden Menschen s. Tab. 16.
Der sich in vielen Publikationsorganen abspielende Streit zwischen Butter- und Margarinefirmen geht in wesentlichen Punkten an der medizinischen Problematik vorbei. Aus ernährungsphysiologischer Sicht ist zu hoher Butterkonsum genauso abzulehnen wie ein zu hoher Margarinekonsum. Wichtig ist, daß der Konsum beider Produkte im Sinne einer Reduktion des Gesamtfettkonsums auf ein vernünftiges Maß eingeschränkt wird.

Fettarme Margarine (weniger als 50% Fett gegenüber der herkömmlichen Margarine), z. B.:
Leichte von Wertkost, Edeka, Hamburg Halbkalorie, Fauser, Vitaquell u. a.

Die Gesamtfettmenge unterteilt sich in:

*40% Streichfett (als Brotbelag)
Koch- und Bratfett } offenes Fett*

65% sog. „verborgenes oder verstecktes“ Fett, das in den einzelnen Nahrungsmitteln von Natur aus in mehr oder weniger großen Mengen enthalten ist.

Tabelle 23 Vergleich des Kalzium-Magnesium-Quotienten (nach VARO) *mit den Todesraten an koronarer Herzkrankheit* (n. WHO) *und der Jahresinzidenz an koronarer Herzkrankheit* (nach KEYS)

Land	Ca/Mg-Quotient (VARO)	Todesrate an koronarer Herzkrankheit pro 100 000 (WHO)	Jahresinzidenz an koronarer Herzkrankheit pro 10 000 (KEYS)
Finnland	3,88	437	198
USA	3,15	358	177
Niederlande	3,15	181	139
Italien	2,23	134	100
Griechenland	2,48	67	32
Jugoslawien	1,98	53	53
Japan	1,20	37	18

Nahrungsfett dient als Kalorienspender, als Trägersubstanz fettlöslicher Vitamine, ungesättigter und hochungesättigter Fettsäuren sowie als Resorptionsfaktor für Kalziumsalze und Phosphate. Im Rahmen dieses Kapitels ist es leider nicht möglich, auf die Bedeutung der fettähnlichen Substanzen wie Lipoide, Mineralöle usw. einzugehen. Auf Grund des hohen kalorischen Wertes bildet Fett einen wichtigen Nährstoff, der in kleinsten Mengen doppelt so viel Energie wie Eiweiß und Kohlenhydrate zu liefern vermag. Fett zirkuliert im Körper in Form feinster Tröpfchen und wird in bestimmten Zellen, den Fettzellen, im Körper abgelagert, besonders im Unterhautzellgewebe, wo es dem Körper die runden Formen verleiht. Nahrungsfett ersetzt meist in gleichen Gewichtsmengen Körperfett. Wird mehr Fett zugeführt als der Körper zum Unterhalt benötigt, wird dieses in mehr oder minder reichlicher Form im Körper abgelagert und führt rasch zur Übergewichtigkeit. Aus diesem Grund wird bei Abmagerungsdiäten vor allem auf eine sinnvolle Einschränkung der Fettzufuhr hingewiesen.

Da Fett auch die fettlöslichen Vitamine liefert, führt eine stark erhöhte Fettzufuhr auch zur erhöhten Zufuhr von Vitamin D, welches seinerseits die Kalziumaufnahme erhöht und tierexperimentell gesichert langfristig zu arteriosklerotischen Gefäßveränderungen und zur Herzmuskelnekrose führt, besonders, wenn die Zufuhr an Magnesium unzureichend ist. Diese sog. „Elektrolytkardiopathie" ist eine der wenigen gesicherten Versuche dieser Art.

Tabelle 24 Auswahl von Ölsorten und Speisefetten

Öl
(streng natriumarm)

Keimöl

Dr. Grandels Keimdiätöl (Weizenkeim)
Linolsäure 55–65%
(Keimdiät GmbH., Augsburg)

Maisex, Maiskeimöl
Linolsäure 54–58%
(Hans Becht KG., Weißkirchen)

Mazola Keimöl
Linolsäure 56–58%
(Deutsche Maizena-Werke GmbH., Hamburg)

Schneekoppe Weizenkeimöl
Linolsäure 57–61%
(Schneekoppe-Reform GmbH., Gelsenkirchen)

Sonnenblumenöl

Corona „S" (reines Reform-Speiseöl)
Linolsäure 64–68%
(Harburger Oelwerke Brinckman & Mergell, Hamburg)

Becht's biologisch hochwertiges Sonnenblumenöl
Linolsäure 58–62%
(Hans Becht KG., Weißkirchen)

Eden-Vollwert-Sonnenblumenöl
Linolsäure 64,8%
(Eden-Waren GmbH., Bad Soden/Ts.)

Fauser Vitaquell-Öl
(Sonnenblumenöl)
Linolsäure 60–65%
(Margarinewerk Eidelstedt, Gebr. Fauser, Hamburg)

Levio-Speiseöl
Linolsäure 60–65%
(Levio-Feinkostwerk Kleve)

Wertkost Sonnenblumenöl,
kaltgepreßt
Linolsäure 50–60%
(Edeka Zentrale eGmbH., Hamburg, Abteilung Wertkost)

Zibana – kaltgeschlagenes Sonnenblumenöl
Linolsäure ca. 70%
(Bayerische Margarine-Werke GmbH., München)

Leinöl

Schneekoppe Speise-Leinöl
Linolsäure 24%
Linolensäure 45%
(Schneekoppe-Reform GmbH., Gelsenkirchen)

SPEISEFETTE (streng natriumarm)

Bakrema
Linolsäure 12–15%
(Harburger Oelwerke, Brinckman & Mergell, Hamburg)

Eden-Speisefett Diäsan
Linolsäure 15%
Linolensäure 13%
(Eden-Waren GmbH., Bad Soden/Ts.)

Fauser Vitagen-Diätspeisefett
Linolsäure 30–38%
(Margarinewerk Eidelstedt, Gebr. Fauser, Hamburg)

Zibana-Reformfett
Linolsäure 10,7%
(Bayerische Margarine-Werke GmbH., München)

Butter

Die Zusammensetzung hängt u. a. vom Futter der Kühe ab. Im Sommer wird durch frisches Gras mehr *Linolsäure, Vitamin A und E zugeführt. Die Butter wird nach einem bundeseinheitlichen* Punktsystem (bis zu 20 Wertmalen) beurteilt. Die Güteskala lautet:

I. *Deutsche Markenbutter*	(Güteskala bis 17 Punkte)
II. *Deutsche Molkereibutter*	(Güteskala bis 16 Punkte)
III. *Deutsche Landbutter*	(Güteskala bis 13 Punkte)

Es gibt *Sauerrahm-* und *Süßrahmbutter.* In Westdeutschland überwiegt der Verbrauch von Sauerrahmbutter. Butter darf nicht weniger als 82% Fett und 16% Wasser enthalten und muß ab 1.11.1965 an gut sichtbarer Stelle der Verpackung das Datum des Ausformungstages angeben (Butterverordnung). Butter ist bei Verdauungsstörungen, Leber- und Galleleiden usw. besser bekömmlich als alle anderen Fette und wird deshalb von älteren Leuten oft besonders gut vertragen. Bei vernünftiger Dosierung ist Butter ein gesundes Nahrungsmittel und absolut unschädlich.

Margarine

Die moderne Produktion von Margarine hat zahlreiche Produkte hinsichtlich ihres Nährwertes, des Geschmacks und Aussehens geschaffen, welche *der Butter ebenbürtig sein können.* Jedoch gibt es große Qualitätsunterschiede bei den verschiedenen Produkten. Über die Bedeutung an hochungesättigten Fettsäuren s. S. 83ff. Über *nachteilige gesundheitliche Folgen* von Margarineprodukten mit besonders hohem Anteil an hochungesättigten Fettsäuren hält die wissenschaftliche Diskussion noch an.
Vorsicht mit: allen tierischen Fetten wie Schlachtfett, gewöhnlichen Speisefetten, gewöhnlichen Margarinen, Schmalz, Talg, pflanzlichen Hartfetten wie Kokos- und Palmfetten, käuflichen Back- und Bratfetten, Siedefetten sowie sie oben nicht genannt sind. Da bei Fertigprodukten in Wirtschaften, Bäckereien usw. gelegentlich ungeeignete Fette verwendet werden, Vorsicht beim Ankauf derartiger Waren (wie z. B. bei Pommes frites usw.).

> *Fetthaltige Nahrungsmittel sind zu meiden,*
> um den „unsichtbaren“ Fettanteil nicht unkontrollierbar zu erhöhen

Salz- und Flüssigkeitszufuhr

Unter den anorganischen Baustoffen des Organismus steht *Wasser* an erster Stelle. Etwa 66% des Körpergewichtes entfallen auf Wasser. Der Wasserbedarf des Erwachsenen beträgt in 24 Std. etwa 3 Liter. Hiervon werden etwa 1 1/2 Liter durch Nahrungsmittel zugeführt. Als *reine Trinkmenge kann somit* 1 1/2 l Wasser *angenommen werden.* Bei Hitze, infolge Klimawechsel oder Fieber, bei Transpiration durch erhöhte körperliche Tätigkeit werden bedeutend größere Mengen benötigt. Hochofenarbeiter können über 10 Liter Wasser täglich benötigen. Der alternde Mensch braucht sich keine Beschränkungen hinsichtlich der üblichen *Flüssigkeitszufuhr* (Tab. 25) auferlegen. Wasser allein wird im Organismus niemals ohne *Kochsalz* gespeichert, und Kochsalz hält ebenfalls nur der kranke Organismus zurück.

Tabelle 25 Wasserbilanz
Durchschnittlicher täglicher Wasserumsatz für 70 kg Körpergewicht (nach WOLF)

	Wasseraufnahme in Gramm			Wasserausscheidung in Gramm	
	Obligatorisch	Fakultativ		Obligatorisch	Fakultativ
Trinkflüssigkeit	650	1000	Harn	700	1000
Nahrung	750		Haut	500	
Oxydationswasser	350		Lunge	400	
			Fäzes	150	
Subtotal	1750	1000	Subtotal	1750	1000
Total	2750		Total	2750	

Wasserverlust unter tropischen Arbeitsbedingungen durch die Haut/Tag 8000 bis 10 000 ccm.

Wasserverlust durch Haut und Lunge/Tag bei:

Fieber, Bettruhe, leichtes Schwitzen 1500 ccm
Fieber, Bettruhe, Schweißausbrüche 2000 ccm
(beachte Wasserverlust durch Stuhl und Urin)
Durchfälle, Erbrechen (messen!), evtl. mehrere Liter, hohe Kaliumverluste.

Nach Wiss. Tab. Geigy 1975, Thieme, Stuttgart 1975

Dem Gesunden kann Kochsalzzufuhr auch nicht im höheren Alter (in unserem Lande zwischen 10 bis 12 g pro Tag üblich) *schaden*. Man kann aber wochen-

lang ohne zusätzliche Verwendung von Kochsalz leben, ohne hierdurch Schaden zu erleiden, d. h. auch ohne gesalzenes Brot, ohne gesalzenen Käse, gesalzenen Fisch usw. Alle pflanzlichen und tierischen Nahrungsmittel enthalten so viel eigenes Natrium und Chlorid, daß ohne zusätzliche Verwendung von Kochsalz zum Kochen bereits 3 bis 5 g NaCl täglich zugeführt werden, welche den täglichen Kochsalzbedarf des Organismus ausreichend stillen. Je weniger Kochsalz dem Organismus zugeführt wird, desto stärker treten kompensatorische Mechanismen in Erscheinung, die auf hormonellem Wege die Niere veranlassen, nach Möglichkeit kein Natrium und Chlorid mehr auszuscheiden und alles „Kochsalz" im Körper zurückzuhalten. Ein besonderes Hormon der Nebennierenrinde (Aldosteron) wird bis zu vierzigfach vermehrt produziert und sorgt für eine möglichst vollständige Rücknahme von Natrium, Chlorid und Wasser in der Niere, damit keine Mangelerscheinungen im Organismus auftreten.
Für den Gesunden bis ins hohe Alter gilt, daß es nichts nützt, Kochsalz einzuschränken, um Krankheiten vorzubeugen. Vernünftigerweise liegt der Salzverbrauch zwischen 8–10 g/Tag. Salzeinschränkung bewirkt niedrigen Blutdruck.
Wesentlich anders ist dies bei *Kranken,* welche wassersüchtige Anschwellungen (Ödeme) infolge *Herz- und Nierenleiden* zeigen oder an *Bluthochdruck* leiden. Eine in üblicher Weise gesalzene Kost kann hier zu einer wesentlichen Verschlimmerung der Leiden führen. Deshalb spielt die sogenannte *„kochsalzarme"* oder *„natriumarme" Kost* in der Krankenbehandlung, besonders bei allen Formen der krankhaften Wasseranlagerung und bei Patienten mit Bluthochdruck, aber auch bei zahlreichen anderen Erkrankungen wie Hautkrankheiten usw., eine große Rolle. Ein Diätschema für *„kochsalzarme Kost"* findet sich auf S. 142 ff.
Einzelne Ernährungsreformer empfehlen anstelle von Kochsalz den Gebrauch von *Meersalz, Salinensalz, Selleriesalzen* usw. Da sie ebenso wie Kochsalz hochgradig Natrium und Chlorid enthalten, *sind alle diese Salze im Rahmen einer „kochsalzarmen" Diät genauso wie reines Kochsalz verboten.* Ebenfalls ist bis heute nicht erwiesen, daß diese Salze gegenüber Kochsalz einen Vorteil für den Organismus darstellen.
Wesentlich wichtiger ist es, in jodarmen Gegenden (Süddeutschland, Alpengebiete) *jodiertes Speisesalz* zu verwenden, um dem Auftreten von Kröpfen vorzubeugen.

Anweisungen zur Einnahme der Mahlzeiten

Es wird für den alternden Menschen empfohlen, täglich mehrere kleine Mahlzeiten einzunehmen anstelle von einigen voluminösen!
Das *Frühstück* soll reichlich sein. Die Mahlzeit am Morgen belastet am geringsten. Zum 1. und 2. Frühstück sollen ca. 30 % des Tagesbedarfes an Nährstoffen

verabreicht werden, am besten mit Frischkost, Früchten, Fruchtsäften, Quark, Joghurt usw., um dem Leistungsabfall vor der Mittagspause vorzubeugen.
Das *Mittagessen* bildet die Hauptmahlzeit und soll 40 % des Tagesbedarfes an Nährstoffen enthalten (knapp aber hochwertig). Man nehme sich genügend Zeit und füge eine Pause von wenigstens 1/2 Std. mit Spaziergang an. Schonende, schmackhafte Zubereitung der Speisen, gut zerkleinern, gründlich kauen.
Der *Nachmittagskaffee* kann als kleine Zwischenmahlzeit günstig sein (7%).
Die *Abendmahlzeit* soll nicht unmittelbar vor dem Schlafengehen eingenommen werden und darf nicht voluminös sein. Sie soll aus leicht verdaulicher, kalorienbeschränkter Nahrung bestehen. Dies ist besonders bei älteren Menschen wichtig, um Herz- und Kreislaufkomplikationen zu vermeiden. Man meide dringend schwer verdauliche, blähende und ballastreiche Speisen. Empfohlen werden leicht verdauliche Gemüse, Salate, Obst, Vollkornbrot, Knäckebrot, Rohkostsalate usw. Ausreichende Bewegung nach den Mahlzeiten fördert die Verdauung und erleichtert Arbeitsfähigkeit und Schlaf.
Eine *Spätmahlzeit* kann als kleine Zwischenmahlzeit eingenommen werden. Sie sollte aber nur aus einem Glas Fruchtsaft oder Milch, oder auch einem Stück Obst oder einem Becher Joghurt bestehen.

Moderne Kochgeräte

Moderne *Kochmethoden* tragen wesentlich zur gesunden Ernährung bei.
Es handelt sich um *Druckkochtöpfe,* in denen Zubereitung von Essen *ohne jeden Fettzusatz* bei voller Geschmackserhaltung der Nahrung möglich ist ohne nennenswerte, nachteilige Folgen auf die Nahrungssubstanz, sofern es sich um moderne Kochgeräte handelt. Die Nahrungsqualität bleibt meist gegenüber der Verwendung herkömmlicher Kochgeschirre besser erhalten, der Verlust an Vitamin C ist geringer, Gas- und Stromkosten sowie Kochzeiten werden um 50–70% verringert. In *einem* Topf können zugleich *mehrere Gemüsearten* gekocht werden, wodurch die empfohlene gemüsereiche (= kalorienarme) Ernährung *vielseitig und geschmacklich ausgezeichnet* belebt wird. Nach *eigenen Untersuchungen* haben sich hier nachfolgende Gerätschaften besonders bewährt:

Druckkochtöpfe

WMF-Sicomatic
(Oberschw. Metallwarenfabrik GmbH, 7940 Riedlingen/Württ.)
in verschiedenen Ausführungen (emailliert, rostfrei)
Fissler-Vitavit
(Fissler GmbH, 6580 Idar-Oberstein)
in verschiedenen Ausführungen

Pfannen

Die Entwicklung von *Reformpfannen* stellt gleichfalls einen großen Fortschritt dar. Fleisch und andere Nahrungsmittel, die herkömmlich nur unter Verwendung von Fett in Pfannen zubereitet werden können, lassen sich schmackhaft *ohne jede Fettverwendung* in solchen Gerätschaften zubereiten. Man bedenke, daß 20 g Fett ca. 200 Kalorien besitzen und schnell beim Braten verbraucht sind, *aber 1 kg* (!) zahlreicher Gemüsesorten (wie Rotkohl, Spargel, Spinat) den gleichen Kaloriengehalt besitzen. Es bewährten sich besonders:

1. *Geeignet zum Gebrauch mit geringen Fettmengen:*
   Silit-Schnellbratpfanne
   (Alleinhersteller für WMF,
   Oberschwäb. Metallwarenfabrik GmbH, 794 Riedlingen/Württ.)
2. *Geeignet zum Gebrauch ohne jegliche Verwendung von Fett*
   (besonders zur Behandlung der Übergewichtigkeit empfohlen)
   Pfannen mit Teflon-Belag (Kunststoffbeschichtung der Fa. DuPont, USA)
   a) Teflon-finish-Pfanne
   (Ritter, Aluminiumwerke GmbH, 7300 Esslingen)
   b) Fissler bratfein (rund und viereckig)
   (Firma Rudolf Fissler KG, Aluminium- und Metallwarenfabrik, Idar-Oberstein)

Spezielle Ernährungsanweisungen im höheren Alter

Man hört gelegentlich, daß es *keine speziellen* Vorschriften über eine Altersernährung gibt. So wie für *jedes* Lebensjahrzehnt genaue Vorstellungen einer bedarfsgerechten, *gesunden Ernährung* vorhanden sind, gibt es solche Regeln zweifellos auch für die Ernährung im höheren Alter. Die Schwierigkeit ist, den Zeitpunkt zu bestimmen, von welchem ab diese Regeln gelten sollen, denn *kalendarisches* und *biologisches Alter stimmen nur selten überein.* Es gibt Menschen mit 60 Jahren, die rüstig und frisch wie 40jährige sind, und Menschen, die bereits mit 55 Jahren vorzeitig altern. Noch krasser können diese Unterschiede im höheren Alter werden. Es wäre nicht richtig, wenn ein bis ins hohe Alter rüstiger Handwerker ab 55 Jahren den Kalorienbedarf reduzierte und eine bestimmte Schonkost bevorzugte. Es besteht kein Zweifel, daß jedoch gerade diejenige Gruppe von Menschen, die bis ins hohe Alter rüstig und gesund bleiben, *überwiegend die hippokratischen Weisheiten einer mäßigen Lebensweise, gesunden Ernährung und ausreichenden Bewegung Beachtung geschenkt haben.*

Tabelle 26a Empfehlungen für die Höhe der täglichen Kalorien- und Nährstoffzufuhr, bezogen auf Personen durchschnittlicher Körpermaße (nach DGE)

Verbrauchergruppe	Kalorien	Eiweiß je kg Körpergewicht	Kalzium	Eisen	Vitamine A	Vitamine B_1	Vitamine B_2	Vitamine C
	kcal.	g	g	mg	mg	mg	mg	mg
Körperlich nicht arbeitende Personen[1]								
männl. 25 Jahre	2600	1,0	0,8	12	0,9	1,6	2,0	75
männl. 45 Jahre	2400	1,0	0,8	12	0,9	1,6	2,0	75
männl. 65 Jahre	2200	1,2	0,8	12	1,1	1,6	2,0	75
weibl. 25 Jahre[2]	2200	1,0	0,8	18	0,9	1,4	1,8	75
weibl. 45 Jahre[2]	2000	1,0	0,8	12	0,9	1,4	1,8	75
weibl. 65 Jahre[2]	1800	1,2	0,8	12	1,1	1,4	1,8	75
Mehrbedarf je Arbeitsstunde:								
Mittelschwerarbeiter								
männl.	75 bis 150							
weibl.[1]	60 bis 120							
Schwerarbeiter								
männl.	150 bis 200							
weibl.[1]	120 u. mehr							
Schwerstarbeiter								
männl.	200 u. mehr							

1 Hausarbeit ist mit 500 bis 600 kcal/Tag zu veranschlagen

2 Kleinere oder größere Personen müssen die Ernährungsempfehlungen entsprechend ändern (ärztlichen Rat erbitten)

Tabelle 26 ***Empfehlenswerte Höhe der Nährstoffzufuhr pro Tag*** (aus: Empfehlungen für die Nährstoffzufuhr: Deutsche Gesellschaft für Ernährung [DGE]. Umschau, Frankfurt 1975)

		Energie[1] kcal		kJ		Protein g/kg KG[3]		Essentielle Fettsäuren	Wasser ml/kg KG[3]	Natrium	Chlorid
		m	w	m	w	m	w	g		g	g
Erwachsene		2 600	2 200	10 900	9 200	0,9		10	20– 45	2–3	3–5
Säuglinge	0– 6 Monate	600		2 500		2,5		2	130–180	0,1–0,3	0,2–0,7
	7–12 Monate	900		3 800		2,2		3	120–145	0,1–0,3	0,2–0,7
Kinder	1– 3 Jahre	1 200		5 000		2,2		4	115–125	1–2	2–3
	4– 6 Jahre	1 600		6 700		2,0		5	100–110	1–2	2–3
	7– 9 Jahre	2 000		8 400		1,8		6	90–100	1–2	2–3
	10–12 Jahre	2 400	2 100	10 000	8 800	1,5	1,4	7	70– 85	1–2	2–3
	13–14 Jahre	2 700	2 400	11 300	10 000	1,5	1,4	9	50– 60	1–2	2–3
Jugendliche	15–18 Jahre	3 100	2 500	13 000	10 500	1,2	1,0	10	40– 50	1–2	2–3
Schwangere	ab 6. Monat	2 600		10 900		1,5		10	20– 45	2–3	3–5
Stillende		2 800		11 700		0,9		12	20– 45	2–3	3–5

		Kalium g	Kalzium mg m	w	Phosphor mg m	w	Magnesium mg m	w	Eisen mg m	w[2]	Jod µg	Fluorid mg
Erwachsene		2–3	800	700	800	700	260	220	12	18	150	1,0
Säuglinge	0– 6 Monate	0,3–1,0	500		120–400		75		6		50	0,25
	7–12 Monate	0,3–1,0	500		120–400		120		8		50	0,25
Kinder	1– 3 Jahre	1–2	600		600		130		8		100	0,25–0,5
	4– 6 Jahre	1–2	700		700		180		8		100	0,75
	7– 9 Jahre	1–2	800		800		220		10		100	0,75
	10–12 Jahre	1–2	1 000	900	1 000	900	260	230	12	18	150	1,0
	13–14 Jahre	1–2	1 000	900	1 000	900	300	280	12	18	150	1,0
Jugendliche	15–18 Jahre	1–2	900	800	900	800	300	250	12	18	150	1,0
Schwangere	ab 6. Monat	2–3	1 200		1 200		260		25		200	1,0
Stillende		2–3	1 200		1 200		280		20		200	1,0

Vitamin A (Retinol-Äquival.) mg[4]	Vitamin D µg	Vitamin E (α-Tocoph.-Äquival.) mg	Thiamin mg[4] m	w	Riboflavin mg[4] m	w	Niacin (Niacin-Äquival.) mg	Vitamin B_6 mg[4] m	w	Folsäure µg	Pantothensäure mg	Vitamin B_{12} µg	Vitamin C mg[7]
Erwachsene													
0,9[5]	2,5	12	1,6	1,4	2,0	1,8	9–15	1,8[6]	1,6[6]	400	8	5	75

1 Die für Erwachsene angegebenen Werte gelten für 25jährige mit vorwiegend sitzender Tätigkeit
2 Nicht menstruierende Frauen: 13 mg Eisen
3 KG = Körpergewicht
4 Ungefähr 20% Zubereitungsverluste sind berücksichtigt
5 Erwachsene über 65 Jahre: 1,1 mg Vitamin A
6 Erwachsene über 65 Jahre: 2,4 mg Vitamin B_6
7 Ungefähr 40% Zubereitungsverluste sind berücksichtigt

Aus diesem Grunde ist auch der von uns festgelegte Termin der Umstellung auf eine Altersernährung mit etwa 55 Jahren sehr schematisch und sollte etwas variabler gehandhabt werden. Im Zweifelsfall sollte der *Arzt Auskunft erteilen,* wann er eine besondere Ernährungsumstellung empfiehlt oder die Beachtung einer *speziellen Diät* (im Anhang für *Magen-Darmschonkost, Leber-Gallediät, Diät bei fieberhaften Erkrankungen, kochsalzarme Diät* usw.).
Andererseits besteht kein Zweifel, daß sich die Anforderungen an eine bedarfsgerechte Ernährung mit dem höheren Alter ändern. Die in *Tab. 14 und 16* zugrunde gelegten Zahlen über den Gehalt an Eiweiß, Fett, Kohlenhydraten, Kalorien usw. stellen die Ergebnisse von Durchschnittsberechnungen an einer großen Zahl untersuchter Menschen dar, wie sie das amerikanische *Food and Nutrition Board, National Academy of Sciences, National Research Council (1963)* empfahl. Hier wird grob schematisch von der Gruppe der 55–75jährigen gesprochen. Die Vorschriften der *Deutschen Gesellschaft für Ernährung,* Frankfurt a. M., entsprechen im wesentlichen diesen Erkenntnissen, weichen aber bezüglich der Altersernährung hinsichtlich des optimalen Eiweißbedarfes usw. in einigen Punkten davon ab. Wir empfehlen *1,1 g Eiweiß pro kg Körpergewicht* bei Menschen über 65 Jahren, während mit 45 Jahren 0,9 g Eiweiß/kg empfohlen wird.
Tab. 26 gibt die *Richtlinien der Deutschen Gesellschaft für Ernährung* wieder, nach Berechnungen von W. WIRTHS aus dem *Max-Planck-Institut für Ernährungsphysiologie inDortmund,* die auch bei uns Beachtung finden sollten. *Tab. 18* zeigt vom gleichen Autor eine *Gegenüberstellung* von Ernährungsregeln im Alter von 25 Jahren und im höheren Alter um 65 Jahre. (s. auch KRAUT H., W. WIRTHS: „Ernähre Dich richtig, wenn Du älter wirst", hrsg. im Auftrag des Bundesausschusses für volkswirtschaftliche Aufklärung e. V. Köln).
Um den älteren Leuten für den praktischen Gebrauch Ernährungsanweisungen zu geben, wird nachfolgend auf die wichtigsten Punkte übersichtlich und zusammenfassend eingegangen.

Wichtiges in Schlagzeilen für die Ernährung im höheren Alter

1. *Altern* ist ein *natürlicher Vorgang.* Es gibt *keine Diät,* die das *Altern verhindert* oder den Menschen verjüngt.
   Die Ernährung im *höheren Alter* muß den geänderten Stoffwechselbedingungen Rechnung tragen, ungeschmälert die Gesundheit, das Wohlbefinden, die geistige und körperliche Leistungsfähigkeit bis ins hohe Alter erhalten, und soll einen vollwertigen Ersatz für die durch die Lebensvorgänge bedingten Stoffwechselverluste geben.
   Falsche Ernährung verkürzt die Lebenserwartung.

2. Der *Stoffwechsel* wird wesentlich von der *Nahrungszufuhr* und dem *Nahrungsumsatz* durch körperliche Tätigkeit bestimmt.
   Die *körperliche Bewegung* ist für den *alten Menschen* deshalb ebenso wichtig wie die Ernährung.
   Der *Einsatz körperlicher Kräfte* soll vernünftig sein und berücksichtigen, daß im Alter nicht mehr die gleichen Leistungen wie in jungen Jahren möglich sind. *Kein Leistungssport*, aber *regelmäßige Spaziergänge*, täglich 2 Stunden über den Tag verteilt im *Freien* (nicht in Gebäuden).
   Der *Bewegungsdrang* läßt im Alter nach. Aber man darf sich nicht der besseren Erkenntnis verschließen, daß tägliche Bewegung unerläßlich ist. Jede unberechtigte *Schonhaltung* verkürzt die Lebenserwartung.
3. Entspannung ist ebenso wichtig wie geistige und körperliche Tätigkeit bis ins hohe Alter. „Rast ich, so rost ich".
4. *Maß halten in allen Dingen des Lebens.*
   Übergewicht unbedingt vermeiden (10% Untergewicht ist am gesündesten).
5. Die *Umstellung der Ernährung* erfolgt im allgemeinen Mitte der 50er Jahre. Da der *Kalorienbedarf im Alter abnimmt*, aber bestimmte Nährstoffe wie Eiweiß und Vitamine (welche sich vor allem in Gemüse, Obst, dunklem Brot usw. befinden) mehr gebraucht werden, ergibt sich daraus eine erhebliche Umstellung der bisherigen Ernährungsgewohnheiten, die in den vorangegangenen Kapiteln ausführlich dargestellt sind. Da weniger Kalorien verzehrt werden, muß relativ wesentlich mehr an den genannten Nahrungsmitteln verzehrt werden.
6. *Ausreichend hochwertiges Eiweiß* verzehren. *1,1 g Eiweiß pro kg Körpergewicht* am Tag. Davon sollten möglichst 60% tierischer Herkunft sein.
   Ideale Eiweißträger sind: frische Milch, Quark, Sauermilch, fettarmer Käse, Fleisch, Fisch (alles fettarm), s. auch *Diätvorschrift* auf S. 74 ff.
7. Reichlich kalorienarme, ballastreiche *Kohlenhydrate* essen. Ballastreiche Kohlenhydrate sorgen für geregelten Stuhl; Bevorzugung leicht aufschließbarer Nahrung bei *Schonkost* fördert weniger die Darmtätigkeit aber die Verstopfung.
   Ideale und vitaminreiche Kohlenhydrate sind: frisches Obst, Gemüse, Rohkost, dunkles Brot (helles enthält weniger Vitamine und Ballaststoffe), s. auch *Diätvorschrift* auf S. 77 ff.
8. Zur *Deckung des Vitamin- und Mineralstoffbedarfs* reichlich Gemüse, Salate, Rohkost und frisches Obst verzehren. Außerdem beugt die reichliche Zufuhr einem möglichen Mangelzustand vor und trägt zudem noch zum allgemeinen Wohlbefinden bei (der Appetit wird z. B. erhöht).
   Vitaminpräparate. Im allgemeinen enthalten Obst und Gemüse genügend Vitamine. Wenn jedoch wenig Nahrung gegessen wird, und vor allem *in den Wintermonaten,* sollten ältere Menschen 2–3mal wöchentlich *ein Multivitamin-Mineralpräparat* nach ärztlicher Vorschrift einnehmen (ca. Dez.–Mai), s. Tab. 26.

Die gleichen Gesichtspunkte gelten für die *Mineralien und Spurenelemente*, die in den genannten Präparaten ausreichend vorhanden sind.

9. *Fett.* Im höheren Alter sollten *alle fettreichen Produkte gemieden werden.* So fettarm wie möglich leben.
   Näheres über Fett s. *Diätvorschrift* auf S. 83 ff.
10. Die Gesamtkalorienmenge pro Tag beträgt je nach Konstitution der älteren Leute über 65 Jahren meist nicht über 1900–2200 Kalorien, s. Tab. 14.
11. Die Ernährung soll so *abwechslungsreich wie möglich sein.* Die individuelle Zusammenstellung der Mahlzeiten richtet sich nach der Verträglichkeit der einzelnen Nahrungsmittel. Die Zubereitung sollte so schonend wie möglich sein; Dünsten im eigenen Saft, Dämpfen, Grillen, *kein* langes Wässern, Kochen, Schmoren.
12. Neben den 3 Hauptmahlzeiten sollte der ältere Mensch noch öfters *Zwischenmahlzeiten* einlegen. Öfters kleine Mengen in Ruhe essen und gut kauen. Gut gekaut ist halb verdaut!
13. Das Gewicht sollte 2 × in der Woche kontrolliert werden. Bei Neigung zu Übergewicht müssen die Mengen der Nahrungsmittel reduziert werden. Jeder übermäßige Fettansatz bei älteren Menschen erhöht die Gefahr von Kreislaufkomplikationen und verkürzt die Lebenserwartung.
14. Alkohol in kleinen Mengen, z. B. 1/4 l naturreiner Wein täglich oder Sekt zum Essen kann nicht schaden.
15. Jede Krankheit führt bei älteren Menschen zu einem vermehrten Eiweißabbau und Vitaminmangel und damit zu einer verlängerten Rekonvaleszenz. Besonders hier empfiehlt sich eine eiweiß- und vitaminreiche Kost evtl. Medikamente nach ärztlichem Rat.
16. *Spezielle Diätvorschriften* und *Schonkostanweisungen* für den alternden Menschen s. ab S. 134.

Kostvorschläge (gesunde Ernährung) für den alternden Menschen

Nachfolgend finden Sie als Beispiel für eine *gesunde Ernährung des alternden Menschen* einige typische Tagesmenükarten zu *2400 Kal., 2200 Kal.* und *1900 Kal.*, welche alle ärztlichen Gesichtspunkte einer gesunden Ernährung zur Vorbeugung von ernährungsabhängigen, degenerativen Krankheiten des Alters berücksichtigen.

Ältere Leute, welche eine *bestimmte Diät* bei *Magen-, Darm-, Leber-, Galleleiden, Gicht* und *Fieber* oder eine blähungsarme allgemeine *Schonkost* benötigen, finden entsprechende Anweisungen auf Seite 130 ff.

A. 2400 Kal./Tag S. 99 bis 109
B. 2200 Kal./Tag S. 109 bis 119
C. 1900 Kal./Tag S. 119 bis 129

Tagesmenükarten (Vollkost)

A. 2400 Kalorien

Kochrezept 1

1. Frühstück

50 g Mischbrot, 30 g Knäckebrot, 15 g Butter, 30 g Marmelade, 30 g kalten Braten, 5 g Malz- oder Bohnenkaffee oder 1 g Tee, 20 g Dosenmilch.

2. Frühstück

200 ml Milch, 10 g Cornflakes

Mittagessen

Sellerie-Apfel-Rohkost: 50 g Sellerie, 30 g Apfel, 5 g Zucker; Gewürze: Zitronensaft. – Den Sellerie kurz vor dem Anrichten schälen und kleine Streifen schneiden, den geriebenen Apfel untermischen und mit dem Zucker und Zitronensaft abschmecken.

Bachforelle (blau): 125 g Forelle, 10 g Butter; Gewürze: Salz, Essig, Zitronenscheiben. – Die Forelle in nicht kochendes Salz- und Essigwasser geben und etwa 10 Min. ziehen lassen. Die Butter wird dazu gereicht, evtl. auch 1–2 Zitronenscheiben.

Gemischter Salat: 30 g Kopfsalat, 100 g Blumenkohl, 50 g Tomaten, 5 g Öl (ca.

$2\frac{1}{2}$ Teel.); Gewürze: Salz, Essig, Pfeffer, Kräuter. – Den gekochten Blumenkohl, die geschnittenen Tomaten und den zerpflückten, gut gewaschenen Salat mit der aus den Zutaten bereiteten Marinade kurz vor dem Servieren mischen.

Dampfkartoffeln: 200 g Kartoffeln; Gewürze: Salz. – Die geschälten und gewaschenen Kartoffeln wie üblich garkochen.

Frisches Obst: 150 g Kirschen.

Nachmittagskaffee

30 g Zwieback, 5 g Butter, 200 ml Magermilch

Abendessen

Rührei: 2 Eier, 2 g Öl (ca. 1 Teel.); Gewürze: Salz, Schnittlauch. – Die mit zwei Eischalen Wasser verquirlten und gewürzten Eier in eine mit Öl erhitzte Pfanne geben und unter langsamem Rühren stocken lassen. Vor dem Servieren mit Schnittlauch bestreuen.

Pfifferlinge: 200 g Pfifferlinge, 10 g Zwiebeln, 2 g Öl (ca. 1 Teel.), Gewürze: Salz, Pfeffer. – Die fein gehackten Zwiebeln in Öl erhitzen, goldgelb werden lassen und die gesäuberten, gewaschenen Pfifferlinge dazugeben und gardünsten. Mit den Gewürzen abschmecken.

Mischbrot: 100 g.

Butter: 10 g.

Frisches Obst: 150 g Johannisbeeren, 15 g Zucker. – Die gewaschenen, abgestreiften Johannisbeeren mit Zucker bestreuen.

Spätmahlzeit

Apfelkompott: 150 g Apfel, 10 g Zucker, Gewürze: Zitronenschale. – Die gewaschenen Äpfel schälen und das Kerngehäuse entfernen, in Scheibchen schneiden, mit Zucker und Zitronenschale in Wasser gardünsten.

Bemerkungen: Tageszufuhr: Eiweiß = 92 g, Fett = 73 g, Kohlenhydrate = 323 g, Kalorien = 2403 kcal, Joule = 10 050 kJ, Na = 64,21 mval, Cl = 48,75 mval, K = 137,12 mval, Ca = 44,41 mval, Mg = 39,14 mval, Mn = 3,40 mg, Fe = 20,01 mg, Co = 94,26 µg, Cu = 3,97 mg, Zn = 7,98 mg, P = 1,98 g, F = 0,60 mg, J = 66,09 µg.
Zufuhr an Vitaminen: A = 1,40 mg, B 1 = 1,51 mg, B 2 = 2,32 mg, C = 253,02 mg, Cholesterin = 0,67 g, Polyenfettsäuren = 10,07 g.

2400 Kalorien *Kochrezept 2*

1. Frühstück

50 g Mischbrot, 50 g Weißbrot, 15 g Butter, 20 g Honig, 30 g Fleischwurst, 5 g Malz- oder Bohnenkaffee oder 1 g Tee, 20 g Dosenmilch.

2. Frühstück

Milchmix: 100 ml Milch, 50 ml Orangensaft, 5 g Weizenkeime. – Milch mit Orangensaft mischen und mit den Weizenkeimen bestreuen.

Mittagessen

Gefüllte Tomate: 50 g Tomate, 20 g Apfel, 20 g Sellerie, Gewürze: Zitronensaft, Petersilie, Zucker. – Die frische Tomate waschen, halbieren und entkernen. Den gewaschenen, geschälten Apfel und Sellerie in feine Streifen schneiden, mit Zitronensaft und einer Prise Zucker abschmecken und die Tomate damit füllen. Mit gehackter Petersilie bestreuen.

Gebackene Leber: 125 g Kalbsleber, 2 g Öl (ca. 1 Teel.), 10 g Zwiebel, Gewürze: Salz, Pfeffer, Paprika. Die Leber häuten, in Scheiben schneiden, salzen, mit Pfeffer und Paprika bestreuen. In erhitztem Öl von beiden Seiten braten (ca. 4–5 Minuten). Anschließend die Zwiebelringe goldgelb rösten und vor dem Servieren darüber geben.

Bohnengemüse: 200 g Bohnen, 2 g Öl (ca. 1 Teel.); Gewürze: Salz, Bohnenkraut, Petersilie. – Die abgekuppten, gewaschenen und geschnittenen Bohnen in das erhitzte Öl geben. Salz, Bohnenkraut und etwas Wasser zugeben und gardünsten. Vor dem Anrichten mit Petersilie bestreuen.

Dampfkartoffeln: 200 g Kartoffeln; Gewürze: Salz. – Die geschälten und gewaschenen Kartoffeln wie üblich garkochen.

Bananen in Gelee: 100 g Bananen (o. Schale), 100 ml Wasser, 3 g Gelatine (ca. $1\frac{1}{2}$ Blatt), 10 g Zucker; Gewürze: Zitronensaft. – Abgekochtes Wasser mit Zucker und Zitronensaft mischen und abschmecken. Die in 10 ml Wasser aufgelöste Gelatine hinzugeben. Etwas von dieser Flüssigkeit in Dessertförmchen geben und steif werden lassen. Die Bananen in Scheibchen schneiden und die Förmchen damit fächerförmig auslegen. Zitronensaft darüber träufeln, die restliche Flüssigkeit darüber geben und steif werden lassen. Vor dem Servieren stürzen.

Nachmittagskaffee

50 g Weißbrot (Toast), 5 g Butter, 20 g Marmelade, 5 g Malz- oder Bohnenkaffee, 20 g Dosenmilch.

Abendessen

Blumenkohlsalat: 150 g Blumenkohl, 2 g Öl (ca. 1 Teel.), Gewürze: Salz, Essig, Petersilie. – Den geputzten und gewaschenen Blumenkohl in Salzwasser gardünsten. Aus dem Blumenkohlwasser, den Gewürzen und dem Öl eine Salatsoße bereiten und mit dem Blumenkohl mischen. Gut durchziehen lassen und vor dem Servieren mit Petersilie bestreuen.

Tatar: 100 g Schabefleisch, $\frac{1}{2}$ Eigelb; Gewürze: Salz, Pfeffer, Paprika, Senf, Salatblätter. – Das Schabefleisch mit Eigelb und den Gewürzen mischen und abschmecken. In den gewaschenen Salatblättern anrichten.

Mischbrot: 50 g.

Knäckebrot: 20 g.

Butter: 15 g.

Camembert: 40 g.

Frisches Obst: 150 g Weintrauben.

Spätmahlzeit

Johannisbeersaft (rot): 200 ml.

Bemerkungen: Tageszufuhr: Eiweiß = 95 g, Fett = 75 g, Kohlenhydrate = 315 g, Kalorien = 2406 kcal, Joule = 10 060 kJ, Na = 63,31 mval, Cl = 45,32 mval, K = 125,66 mval, Ca = 31,24 mval, Mg = 41,05 mval, Mn = 4,45 mg, Fe = 30,68 mg, Co = 152,54 µg, Cu = 9,69 mg, Zn = 45,64 mg, P = 1,70 g, F = 0,67 mg, J = 114,15 µg.
Zufuhr an Vitaminen: A = 6,64 mg, B1 = 1,77 mg, B2 = 4,68 mg, C = 375,04 mg, Cholesterin = 0,71 g, Polyenfettsäuren = 6,68 g.

2400 Kalorien

Kochrezept 3

1. Frühstück

70 g Mischbrot, 30 g Knäckebrot, 15 g Butter, 30 g Marmelade, 30 g Schnittkäse (40% i. T.), 5 g Malz- oder Bohnenkaffee oder 1 g Tee, 20 g Dosenmilch.

2. Frühstück

200 g Äpfel.

Mittagessen

Grapefruit: 150 g Grapefruit.

Paprika-Gulasch: 120 g Rindfleisch (Keule), 2 g Öl (ca. 1 Teel.), 10 g Zwiebel, 20 g Paprikaschote; Gewürze: Salz, Pfeffer, Tomatenmark, Senf. – Das gewürfelte Fleisch in erhitztes Öl geben, mit den kleingeschnittenen Zwiebeln und Paprikaschoten anbraten, Tomatenmark, Senf und Gewürze hinzufügen und mit nicht zu viel Wasser ablöschen und garschmoren lassen.

Gemischter Salat: 30 g Kopfsalat, 100 g Bohnen, 100 g Spargel (aus der Dose), 2 g Öl (ca. 1 Teel.), Gewürze: Salz, Essig, Pfeffer. – Die Bohnen abkuppen, waschen, schneiden und garkochen, Spargel aus der Dose, den grünen Salat putzen, zerpflücken und gut waschen. Aus den Gewürzen, dem Öl eine Marinade bereiten und das vorbereitete Gemüse damit mischen.

Reis: 60 g Reis, Gewürze: Salz. – Reis in Salzwasser 20–30 Minuten garkochen, mit kaltem Wasser blanchieren und warmstellen.

Preiselbeerschnee: 30 g Preiselbeermarmelade, 1 Eiweiß. Das Eiweiß ganz steifschlagen und vorsichtig unter die Preiselbeermarmelade ziehen.

Nachmittagskaffee

50 g Brötchen, 5 g Butter, 20 g Honig, 5 g Malz- oder Bohnenkaffee, 10 g Dosenmilch.

Abendessen

Kalte Platte: 40 g Roastbeef, 30 g Kalbsbraten, 25 g gekochten Schinken, 30 g Weißbrot, 60 g Mischbrot, 10 g Butter.

Spätmahlzeit

Joghurt mit Zitronensaft: 100 g Joghurt (ca. ½ Becher), 20 g Zitronensaft, 10 g

Zucker. – Das Joghurt mit Zitronensaft und Zucker gut verschlagen. 15 g Weizenkeime darüber streuen.

Bemerkungen: Tageszufuhr: Eiweiß = 93 g, Fett = 77 g, Kohlenhydrate = 315 g, Kalorien = 2399 kcal, Joule = 10 035 kJ, Na = 98,11 mval, Cl = 57,35 mval, K = 81,22 mval, Ca = 36,52 mval, Mg = 40,60 mval, Mn = 5,62 mg, Fe = 19,77 mg, Co = 74,87 µg, Cu = 2,90 mg, Zn = 14,72 mg, P = 1,63 g, F = 0,50 mg, J = 67,13 µg.
Zufuhr an Vitaminen: A = 1,00 mg, B1 = 1,57 mg, B2 = 1,60 mg, C = 176,06 mg, Cholesterin = 0,32 g, Polyenfettsäuren = 5,02 g.

2400 Kalorien *Kochrezept 4*

1. Frühstück

50 g Brötchen, 30 g Knäckebrot, 15 g Butter, 30 g Marmelade, 1 Ei, 5 g Malz- oder Bohnenkaffee oder 1 g Tee, 20 g Dosenmilch.

2. Frühstück

200 ml Tomatensaft.

Mittagessen

Obstsalat: 50 g Apfel, 30 g Mandarinen, 20 g Kirschen, 25 g Bananen, 10 g Zucker, Gewürze: Zitronensaft. – Die Äpfel waschen, Mandarinen und Äpfel schälen, entkernen und in Würfel schneiden. Die Kirschen entkernen und halbieren, Bananen in Scheiben schneiden, alles mischen und mit Zucker und Zitronensaft abschmecken.

Deutsches Beefsteak: 80 g durchgedrehtes Rindfleisch, $\frac{1}{4}$ Ei, 10 g Zwiebeln, 4 g Öl (ca. 2 Teel.); Gewürze: Salz, Paprika, Pfeffer, Thymian. – Das Fleisch mit Ei, Zwiebel, Salz, Gewürzen und etwas Flüssigkeit gut durchkneten. Aus der Fleischmasse Frikadellen formen und in erhitztem Öl auf beiden Seiten braun braten

Spinat: 300 g Spinat, 10 g Butter, 5 g Mehl, 5 g Zwiebel, Gewürze: Salz, Pfeffer, Muskat. – Den verlesenen Spinat gut waschen, blanchieren und zerkleinern. Die fein geschnittene Zwiebel in Butter goldgelb dünsten, Mehl dazu geben, mit etwas Flüssigkeit ablöschen. Den Spinat hinzufügen, mit den Gewürzen abschmecken.

Dampfkartoffeln: 200 g Kartoffeln; Gewürze: Salz. – Die geschälten und gewaschenen Kartoffeln wie üblich garkochen.

Orangenquark: 50 g Quark, 50 ccm Orangensaft, 10 g Zucker, 1 g Gelatine, Gewürze: Zitronensaft. – Den passierten Quark mit dem Zucker und Orangensaft schaumig schlagen, die aufgelöste Gelatine dazugeben. Mit Zitronensaft abschmecken.

Nachmittagskaffee

20 g Knäckebrot, 5 g Butter, 20 g Honig, 5 g Malz- oder Bohnenkaffee, 20 g Dosenmilch.

Abendessen

Fischsalat mit Tomaten: 80 g Heilbutt, 10 g Zwiebeln, 50 g Tomate, Gewürz: Salz, Essig, Pfeffer, Petersilie. – Den Heilbutt in wenig Wasser dünsten. In Würfel schneiden, ebenso die gewaschene Tomate. Zwiebel fein hacken, alles mischen und mit den Gewürzen abschmecken.

Mischbrot: 100 g.
Weißbrot (Toast): 50 g.

Butter: 10 g.

Fleischkäse: 15 g.

Frisches Obst: 200 g Äpfel.

Spätmahlzeit

Milch mit Sanddornsaft: 150 ml Milch, 20 g Sanddornsaft. – Milch mit Sanddornsaft mischen. 5 g Cornflakes.

Bemerkungen: Tageszufuhr: Eiweiß = 95 g, Fett = 76 g, Kohlenhydrate = 316 g, Kalorien = 2403 kcal, Joule = 10 055 kJ, Na = 92,76 mval, Cl = 48,83 mval, K = 154,25 mval, Ca = 47,30 mval, Mg = 45,34 mval, Mn = 4,70 mg, Fe = 28,24 mg, Co = 88,65 µg, Cu = 2,35 mg, Zn = 10,93 mg, P = 1,64 g, F = 0,81 mg, J = 145,29 µg.

Zufuhr von Vitaminen: A = 8,00 mg, B1 = 1,47 mg, B2 = 2,11 mg, C = 386,15 mg, Cholesterin = 0,52 g, Polyenfettsäuren = 7,57 g.

2400 Kalorien

Kochrezept 5

1. Frühstück

50 g Mischbrot, 30 g Knäckebrot, 15 g Butter, 30 g Marmelade, 30 g Corned beef, 5 g Malz- oder Bohnenkaffee oder 1 g Tee, 20 g Dosenmilch.

2. Frühstück

Früchtejoghurt: 100 g Joghurt (ca. ½ Becher), 50 g Himbeeren, 10 g Zucker. – Joghurt gut verschlagen und mit den gewaschenen Himbeeren und dem Zucker mischen.

Mittagessen

Blumenkohlrohkost: 50 g Blumenkohl, 50 g Orangen, 5 g Zitronensaft, 10 g Zucker. – Den geputzten und gewaschenen Blumenkohl auf einer Reibe fein raffeln, die geschälte und entkernte, in Würfel geschnittene Orange untermischen. Mit Zucker und Zitronensaft abschmecken.

Geschmortes Herz: 100 g Kalbsherz, 10 g Zwiebeln, 20 g Weißwein, 5 g Öl (ca. 2 Teel.), 5 g Mehl; Gewürze: Salz, Lorbeer, Wacholder, Nelke, Pfeffer. – Das Kalbsherz in Würfel schneiden, zusammen mit den geschnittenen Zwiebeln in heißem Öl anbraten, Mehl darüber stäuben und mit Wasser ablöschen. Salz und Gewürze mitschmoren lassen und zum Schluß mit Weißwein abschmecken.

Erbsengemüse: 200 g Erbsen, 5 g Öl (ca. 2 Teel.), Gewürze: Salz, Pfeffer. – Die Erbsen entschoten, waschen. Mit wenig Flüssigkeit, den Gewürzen und dem Öl gardünsten.

Kartoffelbrei: 150 g Kartoffeln, 50 ccm Milch; Gewürze: Salz, Muskat. – Die geschälten und gewaschenen Kartoffeln kochen, passieren und mit der heißen Milch schaumig schlagen, mit Salz und Muskat abschmecken.

Rotweingelee: 50 ccm Rotwein, 50 ccm Wasser, 3 g Gelatine (1½ Blatt), 10 g Zucker, 10 g Zitronensaft. Rotwein, abgekochtes Wasser, Zitronensaft und Zucker verrühren. Die in 10 ccm Wasser aufgelöste Gelatine hinzufügen und in Dessertförmchen füllen. Erkalten und steif werden lassen. Vor dem Servieren stürzen.

Nachmittagskaffee

30 g Zwieback, 5 g Butter, 30 g Marmelade, 5 g Malz- oder Bohnenkaffee, 10 g Dosenmilch.

Abendessen

Italienischer Salat: 100 g Rindfleisch (Lende), 50 g Apfel, 10 g Zwiebel, 5 g Öl (ca. 2 Teel.); Gewürze: Salz, Pfeffer, Petersilie, Essig. – Die gebratene kalte Rindslende in schmale längliche Streifen schneiden, alles vorsichtig mischen. Mit fein gehackter Zwiebel, Salz, Essig, Pfeffer und Öl abschmecken, Petersilie darüberstreuen.

Mischbrot: 100 g.

Butter: 20 g.

Tomate: 100 g.

Frisches Obst: 100 g Apfel.

Spätmahlzeit

200 ml Grapefruitsaft.

Bemerkungen: Tageszufuhr: Eiweiß = 93 g, Fett = 74 g, Kohlenhydrate = 319 g, Kalorien = 2420 kcal, Joule = 10 125 kJ, Na = 61,56 mval, Cl = 33,54 mval, K = 110,79 mval, Ca = 28,35 mval, Mg = 40,41 mval, Mn = 3,71 mg, Fe = 24,29 mg, Co = 58,81 µg, Cu = 2,57 mg, Zn = 11,86 mg, P = 1,60 g, F = 0,58 mg, J = 70,30 µg.
Zufuhr an Vitaminen: A = 1,10 mg, B1 = 2,18 mg, B2 = 2,40 mg, C = 283,96 mg, Cholesterin = 0,38 g, Polyenfettsäuren = 10,81 g.

2400 Kalorien *Kochrezept 6*

1. Frühstück

50 g Mischbrot, 50 g Weißbrot (Toast), 15 g Butter, 20 g Honig, 30 g Schnittkäse Edamer (30% F.i.T.), 5 g Malz- oder Bohnenkaffee oder 1 g Tee, 20 g Dosenmilch.

2. Frühstück

200 ml Milch.

Mittagessen

Chicorée-Salat: 50 g Chicorée, 2 g Öl (ca. 1 Teel.); Gewürze: Salz, Zitronensaft,

Pfeffer, Zucker. – Den gut geputzten Chicorée in feine Streifen schneiden. Waschen, abtropfen lassen und mit Salz, Öl, Pfeffer, Zitronensaft, einer Prise Zucker mischen und anrichten.

Hasenrücken: 100 g Hasenrücken, 2 g Öl (ca. 1 Teel.); Gewürze: Salz, Tomaten, Zwiebeln, Wacholderbeeren. – Das Hasenfleisch 1–2 Tage in Magermilch legen. – Öl erhitzen. Das Fleisch mit Zwiebel und Tomate darin anbraten. Die Gewürze hinzufügen, auffüllen mit nicht zu viel Flüssigkeit und garschmoren lassen.

Möhrengemüse: 200 g Möhren, 3 g Butter; Gewürze: Salz, Petersilie. – Möhren putzen, waschen und in kleine Würfel schneiden. In Butter und etwas Flüssigkeit gardünsten, abschmecken und mit Petersilie bestreuen.

Dampfkartoffeln: 200 g Kartoffeln; Gewürze: Salz. – Die geschälten und gewaschenen Kartoffeln wie üblich garkochen.

Apfelmus: 150 g Apfel, 10 g Zucker; Gewürze: Zitronensaft. – Äpfel waschen, in Stücke schneiden und in wenig Flüssigkeit dünsten. Passieren, mit Zucker und Zitronensaft schaumig schlagen.

Nachmittagskaffee

50 g Weißbrot (Toast), 5 g Butter, 5 g Malz- oder Bohnenkaffee, 20 g Dosenmilch.

Abendessen

Omelett „Stephanie": 2 Eier, 10 g Zucker, 5 g Maizena, 50 g Preiselbeerkompott, 2 g Öl (ca. 1 Teel.). – Die Eier werden sorgfältig vom Eigelb und Eiweiß getrennt. Das Eigelb wird mit dem Zucker und dem Maizena schaumig gerührt. Das Eiweiß steif schlagen und vorsichtig unter die Eigelbmasse mischen. Das Ganze in eine mit Öl erhitzte Pfanne geben und bei sehr kleiner Flamme mit geschlossenem Deckel backen. Danach gibt man die Preiselbeermarmelade auf das Omelett und klappt es in der Mitte übereinander. Sofort servieren.

Mischbrot: 100 g.

Knäckebrot: 30 g.

Butter: 15 g.

Schinken (gekocht): 25 g.

Spätmahlzeit

Frisches Obst: 200 g Orange.

Bemerkungen: Tageszufuhr: Eiweiß = 90 g, Fett = 75 g, Kohlenhydrate = 324 g, Kalorien = 2419 kcal, Joule = 10 120 kJ, Na = 92,96 mval, Cl = 61,47 mval, K = 104,67 mval, Ca = 49,35 mval, Mg = 36,80 mval, Mn = 2,50 mg, Fe = 19,01 mg, Co = 57,19 μg, Cu = 1,97 mg, Zn = 11,51 mg, P = 1,75 g, F = 0,67 mg, J = 60,61 μg.
Zufuhr an Vitaminen: A = 9,52 mg, B1 = 1,46 mg, B2 = 1,62 mg, C = 193,19 mg, Cholesterin = 0,69 g, Polyenfettsäuren = 7,89 g.

2400 Kalorien

1. Frühstück

100 g Mischbrot, 15 g Butter, 30 g Marmelade, 30 g Lachsschinken, 5 g Malz- oder Bohnenkaffee oder 1 g Tee, 20 g Dosenmilch.

2. Frühstück

Frisches Obst: 200 g Grapefruit, 5 g Zucker.

Mittages

Möhrenrohkost: 100 g Möhren, 5 g Zucker, 2 g Öl (ca. 1 Teel.); Gewürze: Zitronensaft, Petersilie. – Die geputzten und gewaschenen Möhren auf einer feinen Raffel reiben, mit Zucker und Zitronensaft abschmecken, Öl dazugeben und mit Petersilie servieren.

Saure Nieren: 100 g Schweineniere, 75 ccm Bouillon, 5 g Mehl, 5 g Butter, Gewürze: Salz, Essig, Pfeffer. – Die gesäuberten und gewaschenen Nieren in Scheiben schneiden. In der Butter braun braten, Mehl darüber stäuben, mit der Bouillon ablöschen, mit den Gewürzen abschmecken und garschmoren.

Lauchgemüse: 200 g Lauch, 5 g Butter; Gewürze: Salz. – Den Lauch putzen, sorgfältig waschen. Die Stangen in Butter und wenig Flüssigkeit gardünsten und mit etwas Salz abschmecken.

Dampfkartoffeln: 100 g Kartoffeln, Gewürze: Salz. – Die geschälten und gewaschenen Kartoffeln wie üblich garkochen.

Bananenquark: 80 g Quark, 80 g Banane, 10 g Zucker. – Den passierten Quark mit Zucker schaumig schlagen. Die geschälte Banane in Scheiben schneiden und vorsichtig unter die Quarkmasse ziehen.

Nachmittagskaffee

20 g Knäckebrot, 5 g Butter, 20 g Marmelade, 200 ml Milch.

Abendessen

Waldorfsalat: 100 g Sellerie, 30 g Orange, 50 g Apfel, 30 g Ananas, 10 g Quark; Gewürze: Salz, Meerrettich, Petersilie, Zitronensaft. – Den geputzten und gewaschenen Sellerie in feine Streifen schneiden, Apfel und Orange schälen, entkernen und in kleine Würfel schneiden. Alles mit den ebenfalls in Würfel geschnittenen Ananas mengen. Eine Marinade aus Quark und den Gewürzen herstellen, alles mischen und nochmals abschmecken.

Weißbrot (Toast): 50 g.

Knäckebrot: 20 g.

Butter: 15 g.

Ei: 1 Stck.

Spätmahlzeit

Früchtejoghurt: 180 g Joghurt (ca. 1 Becher), 50 g Apfel, 10 g Zucker. – Die

Äpfel schälen, fein raffeln und mit dem Zucker gut unter das Joghurt verschlagen, mit 10 g Weizenkeimen bestreuen.

Bemerkungen: Tageszufuhr: Eiweiß = 95 g, Fett = 75 g, Kohlenhydrate = 320 g, Kalorien = 2397 kcal, Joule = 10 029 kJ, Na = 67,04 mval, Cl = 51,46 mval, K = 123,81 mval, Ca = 56,74 mval, Mg = 39,80 mval, Mn = 2,45 mg, Fe = 26,35 mg, Co = 95,72 μg, Cu = 3,10 mg, Zn = 11,65 mg, P = 1,99 g, F = 1,00 mg, J = 66,50 μg.
Zufuhr an Vitaminen: A = 5,23 mg, B1 = 2,15 mg, B2 = 4,39 mg, C = 265,68 mg, Cholesterin = 0,79 g, Polyenfettsäuren = 5,83 g.

2400 Kalorien

Kochrezept 8

1. Frühstück

50 g Mischbrot, 50 g Weißbrot (Toast), 15 g Butter, 20 g Honig, 80 g Quark, 5 g Malz- oder Bohnenkaffee oder 1 g Tee, 20 g Dosenmilch.

2. Frühstück

Frisches Obst: 150 g Banane.

Mittagessen

Obstsalat: 50 g Apfel, 30 g Orange, 30 g Trauben, 10 g Zucker; Gewürze: Zitronensaft. – Apfel und Orange schälen, entkernen, in kleine Würfel schneiden, die Trauben halbieren. Alles mischen und mit Zucker und Zitronensaft abschmecken.

Gemüseplatte mit Ei: 100 g Möhren, 100 g Bohnen, 100 g Blumenkohl, 5 g Butter, 2 g Öl (ca. 1 Teel.), 2 Eier; Gewürze: Petersilie, Salz. – Das Gemüse putzen, waschen und schneiden. Möhren und Bohnen in Öl und wenig Flüssigkeit dünsten. Den Blumenkohl in wenig Wasser garkochen. Die Eier hart kochen (ca. 8 Min.), schälen, halbieren und mit dem Gemüse, das abgeschmeckt und mit Petersilie bestreut wurde, servieren.

Kartoffelbrei: 200 g Kartoffeln, 50 ml Milch; Gewürze: Salz, Muskat. – Die wie üblich gekochten Kartoffeln werden noch heiß passiert und mit der heißen Milch gut verschlagen. Abschmecken mit Salz und Muskat.

Zitronenspeise: ½ Ei, 50 ml Milch, 40 ml Wasser, 3 g Gelatine (ca. 1½ Blatt), 10 g Zucker; Gewürze: Zitronensaft, abgeriebene Zitronenschale. – Milch, Wasser, Gelatine, Eigelb heiß verschlagen, (nicht kochen). Nach dem Abkühlen Zitronensaft und abgeriebene Zitronenschale zugeben, mit dem Zucker abschmecken. Eiweiß steif schlagen und unter die halbsteife Masse vorsichtig unterheben. In Dessertförmchen füllen und nach dem Erkalten stürzen.

Nachmittagskaffee

50 g Brötchen, 5 g Butter, 20 g Marmelade, 5 g Malz- oder Bohnenkaffee, 20 g Dosenmilch.

Abendessen

Gedünstetes Kalbshirn: 150 g Kalbshirn, ½ Ei, 2 g Öl, (ca. 1 Teel.); Gewürze:

Salz, Pfeffer, Petersilie, Zitronenschale. – Das Kalbshirn wässern, häuten, in Scheiben schneiden. Mit Salz, Pfeffer in Öl und wenig Flüssigkeit andünsten und dann das gut verquirlte $^1/_2$ Ei zugeben und alles stocken lassen. Mit Petersilie bestreuen und mit Zitronenscheiben servieren.

Gemischter Salat: 100 g Spargel (aus der Dose), 30 g grünen Salat, 2 g Öl (ca. 1 Teel.); Gewürze: Salz, Kräuter, Zitronensaft. – Den Spargel aus der Dose und den geputzten, gewaschenen, zerpflückten grünen Salat in der Marinade anmachen, die aus den Gewürzen, Öl und Zitronensaft hergestellt ist.

Mischbrot: 50 g.

Knäckebrot: 20 g.

Butter: 10 g.

Gurke: 100 g.

Spätmahlzeit

Honigmilch: 100 ml Milch, 10 g Honig. – Die heiße Milch mit Honig verquirlen.

Bemerkungen: Tageszufuhr: Eiweiß = 94 g, Fett = 75 g, Kohlenhydrate = 313 g, Kalorien = 2380 kcal, Joule = 9 958 kJ, Na = 87,57 mval, Cl = 76,71 mval, K = 119,33 mval, Ca = 39,91 mval, Mg = 37,12 mval, Mn = 3,92 mg, Fe = 20,94 mg, Co = 79,75 μg, Cu = 3,30 mg, Zn = 11,45 mg, P = 2,10 g, F = 0,71 mg, J = 85,47 μg.
Zufuhr an Vitaminen: A = 5,87 mg, B1 = 1,48 mg, B2 = 2,41 mg, C = 246,18 mg, Cholesterin = 5,51 g, Polyenfettsäuren = 9,15 g.

B. 2200 Kalorien

Kochrezept 1

1. Frühstück

30 g Knäckebrot, 50 g Mischbrot, 10 g Butter, 20 g Marmelade, 30 g kalten Braten, 5 g Malz- oder Bohnenkaffee oder .1 g Tee, 20 g Dosenmilch.

2. Frühstück

300 ml Orangensaft, 10 g Zucker. – Orangensaft mit dem Zucker mischen. 10 g Weizenkeime daraufstreuen.

Mittagessen

Sellerie-Apfel-Rohkost: 30 g Sellerie, 30 g Apfel; Gewürze: 1 Prise Zucker, Zitronensaft. – Den Sellerie kurz vor dem Anrichten schälen und in kleine Streifen schneiden, den geriebenen Apfel untermischen, mit Zitronensaft und Zucker abschmecken.

Bachforelle, blau: 150 g Forelle, 5 g Butter, Gewürze: Salz, Essig, Zitronenscheiben. – Die Forelle in nicht kochendes Salz- und Essigwasser geben, etwa 10 Minuten ziehen lassen. Die Butter wird dazu gereicht, evtl. 1–2 Zitronenscheiben.

Gemischter Salat: 20 g Kopfsalat, 50 g Blumenkohl, 50 g Tomate, 2 g Öl (ca. 1 Teel.); Gewürze: Essig, Pfeffer, Salz, Kräuter. – Den gekochten Blumenkohl, die geschnittene Tomate und den zerpflückten, gut gewaschenen Salat mit der aus den Zutaten bereiteten Salatsoße kurz vor dem Servieren mischen.

Dampfkartoffeln: 200 g Kartoffeln; Gewürze: Salz. – Die geschälten und gewaschenen Kartoffeln wie üblich garkochen.

Frisches Obst: 150 g Kirschen.

Nachmittagskaffee

20 g Zwieback, 5 g Butter, 150 ml Milch.

Abendessen

Rührei: 2 Eier, 3 g Öl (ca. 1½ Teel.); Gewürze: Salz und Schnittlauch. – Die mit 2 Eischalen Wasser verquirlten und gewürzten Eier in eine mit Öl erhitzte Pfanne geben und unter langsamem Rühren stocken lassen. Vor dem Servieren mit Schnittlauch bestreuen.

Pfifferlinge: 100 g Pfifferlinge, 10 g Zwiebel, 2 g Öl (ca. 1 Teel.); Gewürze: Salz, Pfeffer. – Die fein gehackten Zwiebeln in Öl erhitzen, goldgelb werden lassen und die gesäuberten, gewaschenen Pfifferlinge dazugeben und gardünsten. Mit den Gewürzen abschmecken.

Mischbrot: 100 g.

Butter: 15 g.

Frisches Obst: 150 g Johannisbeeren, 15 g Zucker. – Die gewaschenen, abgestreiften Johannisbeeren mit dem Zucker bestreuen.

Spätmahlzeit

Apfelkompott: 150 g Äpfel, 5 g Zucker; Gewürze: Zitronenschale. – Die gewaschenen Äpfel schälen und das Kerngehäuse entfernen, in Scheiben schneiden, mit Zucker und Zitronenschale im Wasser gardünsten.

Bemerkungen: Tageszufuhr: Eiweiß = 88 g, Fett = 64 g, Kohlenhydrate = 295 g, Kalorien = 2189 kcal, Joule = 9 160 kJ, Na = 51,28 mval, Cl = 38,82 mval, K = 133,12 mval, Ca = 25,79 mval, Mg = 4,73 mval, Mn = 4,54 mg, Fe = 20,39 mg, Co = 105,38 µg, Cu = 4,20 mg, Zn = 7,92 mg, P = 1,82 g, F = 0,78 mg, J = 60,89 µg.

Zufuhr an Vitaminen: A = 1,40 mg, B1 = 1,80 mg, B2 = 1,85 mg, C = 362,46 mg, Cholesterin = 0,67 g, Polyenfettsäuren = 9,06 g.

2200 Kalorien

Kochrezept 2

1. Frühstück

50 g Weißbrot, 30 g Mischbrot, 10 g Butter, 20 g Honig, 30 g Fleischwurst, 20 g Dosenmilch, 5 g Malz- oder Bohnenkaffee oder 1 g Tee.

2. Frühstück

Milch-Mix: 100 ml Milch, 50 g Orangensaft. – Milch mit dem Orangensaft mischen.

Mittagessen

Gefüllte Tomate: 50 g Tomate, 20 g Apfel, 20 g Sellerie; Gewürze: Zucker, Zitronensaft, Petersilie. – Die frische Tomate waschen, halbieren und entkernen. Den gewaschenen, geschälten Apfel und den Sellerie in feine Streifen schneiden, mit Zitronensaft und einer Prise Zucker abschmecken, dann die Tomate damit füllen. Mit gehackter Petersilie bestreuen.

Gebackene Kalbsleber: 125 g Kalbsleber, 2 g Öl (ca. 1 Teel.), 10 g Zwiebeln; Gewürze: Salz, Pfeffer, Paprika. – Die Leber häuten, in Scheiben schneiden, mit Pfeffer und Paprika bestreuen. In dem erhitzten Öl von beiden Seiten braten (4–5 Min.), dann salzen. Anschließend die Zwiebelringe goldgelb rösten und vor dem Servieren darüber geben.

Bohnengemüse: 200 g Bohnen, 2 g Öl (ca. 1 Teel.); Gewürze: Salz, Bohnenkraut und Petersilie. – Die abgekuppten, gewaschenen und geschnittenen Bohnen in das erhitzte Öl geben. Salz, Bohnenkraut, etwas Wasser zugeben und gardünsten. Vor dem Anrichten mit Petersilie bestreuen.

Dampfkartoffeln: 150 g Kartoffeln; Gewürze: Salz. – Die geschälten und gewaschenen Kartoffeln wie üblich garkochen.

Bananen in Gelee: 100 g Banane (o. Schale), 100 ml Wasser, 3 g Gelatine ($1\frac{1}{2}$ Blatt), 10 g Zucker; Gewürze: Zitronensaft. – Abgekochtes Wasser mit Zitronensaft und Zucker mischen und abschmecken. Die in 10 ml Wasser aufgelöste Gelatine hinzugeben. Etwas von dieser Flüssigkeit in Dessertförmchen geben und steif werden lassen. Die Bananen in Scheibchen schneiden und die Förmchen fächerförmig damit auslegen. Zitronensaft darüber träufeln, die restliche Flüssigkeit darübergeben und steif werden lassen. Vor dem Servieren stürzen.

Nachmittagskaffee

50 g Weißbrot (Toast), 5 g Butter, 20 g Marmelade, 5 g Malz- oder Bohnenkaffee, 20 g Dosenmilch.

Abendessen

Blumenkohlsalat: 150 g Blumenkohl, 2 g Öl (ca. 1 Teel.); Gewürze: Salz, Essig, Petersilie. – Den geputzten und gewaschenen Blumenkohl in Salzwasser gardünsten. Aus dem Blumenkohlwasser, den Gewürzen und dem Öl eine Salatsoße bereiten und mit dem Blumenkohl mischen. Gut durchziehen lassen und vor dem Servieren mit Petersilie bestreuen.

Tatar: 80 g Schabefleisch, $\frac{1}{2}$ Eigelb; Gewürze: Salz, Pfeffer, Paprika, Senf, Salatblätter. – Das Schabefleisch mit dem Eigelb und den Gewürzen mischen und abschmecken. In den gewaschenen Salatblättern anrichten.

Camembert: 20 g (30% Fett).

Mischbrot: 80 g.

Knäckebrot: 10 g.

Butter: 10 g.

Frisches Obst: 100 g Weintrauben.

Spätmahlzeit

200 ml Johannisbeersaft (rot).

Bemerkungen: Tageszufuhr: Eiweiß = 92 g, Fett = 66 g, Kohlenhydrate = 292 g, Kalorien = 2218 kcal, Joule = 9 280 kJ, Na = 70,36 mval, Cl = 49,34 mval, K = 117,86 mval. Ca = 35,66 mval, Mg = 40,54 mval, Mn = 4,22 mg, Fe = 30,28 mg, Co = 142,52 μg. Cu = 9,60 mg, Zn = 45,24 mg, P = 1,71 g, F = 0,79 mg, J = 108,20 μg.
Zufuhr an Vitaminen: A = 6,79 mg, B1 = 1,65 mg, B2 = 4,72 mg, C = 369,77 mg, Cholesterin = 0,67 g, Polyenfettsäuren = 6,14 g.

2200 Kalorien

Kochrezept 3

1. Frühstück

60 g Mischbrot, 20 g Knäckebrot, 10 g Butter, 15 g Marmelade, 30 g Schnittkäse (Edamer), 20 g Dosenmilch, 5 g Malz- oder Bohnenkaffee oder 1 g Tee.

2. Frühstück

Frisches Obst: 200 g Apfel.

Mittagessen

Grapefruit: 150 g.

Paprikagulasch: 125 g Rindfleisch, 2 g Öl (ca. 1 Teel.), 10 g Zwiebeln, 20 g Paprikaschoten; Gewürze: Salz, Pfeffer, Paprika, Tomatenmark, Senf. – Das gewürfelte Fleisch in erhitztes Öl geben, mit den klein geschnittenen Zwiebeln und Paprikaschoten anbraten. Tomatenmark, Senf und die Gewürze hinzufügen, mit nicht zu viel Wasser ablöschen und garschmoren.

Gemischter Salat: 100 g Bohnen, 50 g Spargel, 30 g Kopfsalat, 2 g Öl (ca. 1 Teel.); Gewürze: Salz, Essig, Pfeffer. – Die abgekuppten Bohnen waschen, schneiden und garkochen. Spargel aus der Dose, den grünen Salat putzen und gut waschen. Aus den Gewürzen, dem Öl eine Marinade bereiten und mit dem vorbereiteten Gemüse mischen.

Reis: 50 g Reis. – Den Reis in Salzwasser 20–30 Min. garkochen, mit kaltem Wasser blanchieren und warm stellen.

Preiselbeerschnee: 30 g Preiselbeermarmelade, ½ Eiweiß. – Das Eiweiß ganz steif schlagen und vorsichtig unter die Preiselbeermarmelade ziehen.

Nachmittagskaffee

50 g Brötchen, 5 g Butter, 20 g Honig, 5 g Bohnen- oder Malzkaffee, 10 g Dosenmilch.

Abendessen

Kalte Platte: 30 g Roastbeef, 30 g Kalbsbraten, 30 g gekochter Schinken.

Weißbrot (Toast): 50 g.

Mischbrot: 50 g.

Butter: 10 g.

Radieschen: 50 g.

Spätmahlzeit

Joghurt mit Zitronensaft: 100 g Joghurt (ca. $^1/_2$ Becher), 10 g Zucker; Gewürze: Zitronensaft. – Das Joghurt mit Zucker und Zitronensaft mischen.

Bemerkungen: Tageszufuhr: Eiweiß = 89 g, Fett = 69 g, Kohlenhydrate = 294 g, Kalorien = 2215 kcal, Joule = 9 270 kJ, Na = 84,76 mval, Cl = 45,01 mval, K = 83,26 mval, Ca = 38,62 mval, Mg = 35,67 mval, Mn = 3,62 mg, Fe = 18,76 mg, Co = 76,48 µg, Cu = 2,02 mg, Zn = 13,14 mg, P = 1,57 g, F = 0,71 mg, J = 89,32 µg. Zufuhr an Vitaminen: A = 0,81 mg, B1 = 1,25 mg, B2 = 1,51 mg, C = 192,65 mg, Cholesterin = 0,30 g, Polyenfettsäuren = 4,35 g.

2200 Kalorien

Kochrezept 4

1. Frühstück

50 g Brötchen, 10 g Knäckebrot, 10 g Butter, 20 g Marmelade, 1 Ei, 20 g Dosenmilch, 5 g Malz- oder Bohnenkaffee oder 1 g Tee.

2. Frühstück

Tomatensaft: 200 ml.

Mittagessen

Obstsalat: 50 g Apfel, 30 g Mandarinen, 20 g Kirschen, 10 g Zucker; Gewürze: Zitronensaft. – Die Äpfel waschen, Mandarinen und Äpfel schälen, entkernen und in Würfel schneiden. Die Kirschen entkernen und halbieren, alles mischen und mit Zucker und Zitronensaft abschmecken.

Deutsches Beefsteak: 100 g Rindfleisch (durchgedreht), $^1/_4$ Ei, 10 g Zwiebeln, 4 g Öl (ca. 2 Teel.); Gewürze: Salz, Pfeffer, Paprika, Thymian. – Das Fleisch mit Ei, Zwiebeln, Salz, Gewürzen und etwas Flüssigkeit gut durchkneten. Aus der Fleischmasse Frikadellen formen und in dem erhitzten Öl auf beiden Seiten braun braten.

Spinat: 250 g Spinat, 10 g Butter, 5 g Mehl, 5 g Zwiebeln; Gewürze: Salz, Pfeffer, Muskat. – Den verlesenen Spinat gut waschen, blanchieren und zerkleinern. Die fein geschnittene Zwiebel in Butter goldgelb dünsten, Mehl dazugeben und mit etwas Flüssigkeit ablöschen. Den Spinat hinzufügen und mit den Gewürzen abschmecken.

Dampfkartoffeln: 150 g Kartoffeln; Gewürze: Salz. – Die geschälten Kartoffeln wie üblich garkochen.

Orangenquark: 50 g Quark, 50 ml Orangensaft, 10 g Zucker; Gewürze: Zitronensaft. – Den passierten Quark mit dem Orangensaft und dem Zucker schaumig schlagen. Mit etwas Zitronensaft abschmecken.

Nachmittagskaffee

20 g Knäckebrot, 5 g Butter, 20 g Honig, 5 g Malz- oder Bohnenkaffee, 20 g Dosenmilch.

Abendessen

Fischsalat mit Tomaten: 100 g Heilbutt, 10 g Zwiebeln, 50 g Tomate, 4 g Öl (ca. 2 Teel.); Gewürze: Salz, Essig, Pfeffer, Petersilie. – Den Heilbutt in wenig Salzwasser dünsten. In Würfel schneiden, ebenso die gewaschene Tomate. Zwiebel fein hacken, alles mischen und mit den Gewürzen abschmecken.

Mischbrot: 30 g.

Weißbrot (Toast): 50 g.

Butter: 10 g.

Frisches Obst: 150 g Banane (ohne Schale)

Spätmahlzeit

200 g Äpfel.

Bemerkungen: Tageszufuhr: Eiweiß = 89 g, Fett = 69 g, Kohlenhydrate = 291 g, Kalorien = 2213 kcal, Joule = 9 260 kJ, Na = 70,57 mval, Cl = 41,39 mval, K = 150,25 mval, Ca = 35,20 mval, Mg = 38,94 mval, Mn = 4,50 mg, Fe = 25,17 mg, Co = 91,83 μg, Cu = 2,40 mg, Zn = 10,64 mg, P = 1,40 g, F = 0,97 mg, J = 145,77 μg.

Zufuhr an Vitaminen: A = 6,95 mg, B1 = 1,30 mg, B2 = 1,80 mg, C = 319,81 mg, Cholesterin = 0,54 g, Polyenfettsäuren = 9,52 g.

2200 Kalorien

Kochrezept 5

1. Frühstück

50 g Mischbrot, 20 g Knäckebrot, 15 g Butter, 20 g Marmelade, 30 g Corned beef, 20 g Dosenmilch, 5 g Malz- oder Bohnenkaffee oder 1 g Tee.

2. Frühstück

Früchtejoghurt: 100 g Joghurt (ca. ½ Becher), 50 g Himbeeren, 10 g Zucker. – Joghurt mit den gewaschenen Himbeeren und dem Zucker mischen.

Mittagessen

Blumenkohlrohkost: 50 g Blumenkohl, 50 g Orange, 5 g Zucker; Gewürze: Zitronensaft. – Den geputzten und gewaschenen Blumenkohl auf einer Reibe fein raffeln, die geschälte, entkernte und in Würfel geschnittene Orange untermischen. Mit Zucker und Zitronensaft abschmecken.

Geschmortes Herz: 100 g Kalbsherz, 10 g Zwiebel, 20 ml Weißwein, 3 g Öl (ca. 1½ Teel.), 5 g Mehl; Gewürze: Salz Lorbeeren, Wacholder, Nelken, Pfeffer. – Das Kalbsherz in Würfel schneiden, zusammen mit den geschnittenen Zwiebeln in heißem Öl anbraten, Mehl darüber stäuben und mit Wasser ablöschen. Salz und Gewürze mitschmoren lassen und zum Schluß mit Weißwein abschmecken.

Erbsengemüse: 150 g Erbsen, 2 g Öl (ca. 1 Teel.); Gewürze: Salz, Petersilie. – Die Erbsen entschoten, waschen. Mit wenig Flüssigkeit, den Gewürzen und dem Öl gardünsten.

Kartoffelbrei: 150 g Kartoffeln, 50 ml Milch; Gewürze: Salz, Muskat. – Die geschälten und gewaschenen Kartoffeln werden wie üblich gekocht, die heißen Kartoffeln passiert und mit der heißen Milch schaumig geschlagen. Mit Salz und Muskat abschmecken.

Rotweingelee: 100 ml Rotwein, 50 ml Wasser, 3 g Gelatine (ca. 1½ Blatt), 10 g Zucker; Gewürze: Zitronensaft. – Rotwein, abgekochtes Wasser, Zitronensaft und Zucker verrühren. Die in 10 ml Wasser aufgelöste Gelatine hinzufügen und in Dessertförmchen füllen. Erkalten und steif werden lassen. Vor dem Servieren stürzen.

Nachmittagskaffee

30 g Zwieback, 5 g Butter, 20 g Marmelade, 10 g Dosenmilch, 5 g Malz- oder Bohnenkaffee.

Abendessen

Italienischer Salat: 80 g Rindfleisch (Lende), 50 g Apfel, 10 g Zwiebeln, 2 g Öl (ca. 1 Teel.); Gewürze: Salz Pfeffer, Petersilie, Essig. – Die gebratene kalte Lende, die gewaschenen, geschälten, entkernten Äpfel in schmale längliche Streifen schneiden. Alles vorsichtig mischen. Mit fein gehackter Zwiebel, Salz, Pfeffer, Öl und Essig abschmecken. Petersilie darüber streuen.

Mischbrot: 100 g.

Butter: 15 g.

Tomate: 100 g.

Frisches Obst: 150 g Apfel.

Spätmahlzeit

200 ccm Grapefruitsaft.

Bemerkungen: Tageszufuhr: Eiweiß = 86 g, Fett = 61 g, Kohlenhydrate = 294 g, Kalorien = 2198 kcal, Joule = 9195 kJ, Na = 59,13 mval, Cl = 32,65 mval, K = 109,13 mval, Ca = 29,08 mval, Mg = 39,14 mval, Mn = 3,56 mg, Fe = 23,86 mg, Co = 67,67 µg, Cu = 2,64 mg, Zn = 10,25 mg, P = 1,51 g, F = 0,76 mg, J = 84,61 µg.

Zufuhr an Vitaminen: A = 1,52 mg, B1 = 2,01 mg, B2 = 2,34 mg, C = 290,70 mg, Cholesterin = 0,32 g, Polyenfettsäuren = 5,68 g.

2200 Kalorien *Kochrezept 6*

1. Frühstück

50 g Grahambrot, 30 g Mischbrot, 10 g Butter, 20 g Honig, 30 g Schnittkäse (Edamer, 40% F.i.T.), 20 g Dosenmilch, 5 g Malz- oder Bohnenkaffee oder 1 g Tee.

2. Frühstück

200 ml Milch, 5 g Cornflakes.

Mittagessen

Chicoréesalat: 50 g Chicorée, 2 g Öl (ca. 1 Teel.); Gewürze: Salz Zitronensaft, Pfeffer, Zucker. – Den gut geputzten Chicorée in feine Streifen schneiden, waschen, abtropfen lassen, mit Salz, Öl, Pfeffer, Zitronensaft und einer Prise Zucker mischen und anrichten.

Hasenrücken: 100 g Hasenrücken, 2 g Öl (ca. 1 Teel.); Gewürze: Salz, Tomate, Zwiebel, Wacholderbeeren. – Das Hasenfleisch 1–2 Tage in Magermilch legen. Öl erhitzen, das Fleisch mit Zwiebel und Tomate darin anbraten. Die Gewürze hinzufügen, auffüllen mit nicht zu viel Flüssigkeit und garschmoren lassen.

Möhrengemüse: 200 g Möhren, 3 g Butter, Gewürze: Salz, Petersilie. – Möhren putzen, waschen und in kleine Würfel schneiden. In Butter und etwas Flüssigkeit gardünsten und mit Petersilie servieren.

Dampfkartoffeln: 125 g Kartoffeln, Gewürze: Salz. – Die geschälten und gewaschenen Kartoffeln wie üblich garkochen.

Apfelmus: 150 g Äpfel, 10 g Zucker, Gewürze: Zitronensaft. – Äpfel waschen, in Stücke schneiden und in wenig Wasser dünsten. Passieren und mit Zucker und Zitronensaft schaumig schlagen.

Nachmittagskaffee

50 g Weißbrot (Toast), 5 g Butter, 20 g Marmelade, 20 g Dosenmilch, 5 g Malz- oder Bohnenkaffee.

Abendessen

Omelett „Stephanie“: 2 Eier, 5 g Zucker, 5 g Maizena, 50 g Preiselbeerkompott, 2 g Öl (ca. 1 Teel.). – Die Eier werden sorgfältig vom Eigelb und Eiweiß getrennt. Das Eigelb wird mit dem Zucker und Maizena schaumig gerührt; das Eiweiß steif schlagen und vorsichtig unter die Eigelbmasse mischen. Das ganze in eine mit Öl erhitzte Pfanne geben und bei sehr kleiner Flamme mit geschlossenem Deckel backen. Danach gibt man die Preiselbeermarmelade auf das Omelett und klappt es in der Mitte übereinander und serviert sofort.

Mischbrot: 50 g.

Knäckebrot: 10 g.

Butter: 10 g.

Gekochten Schinken: 30 g.

Quark, pikant: 50 g Quark, Gewürze: Salz, Paprika, Schnittlauch. – Den Quark schaumig schlagen. Mit den Gewürzen und Salz abschmecken.

Spätmahlzeit

Frisches Obst: 200 g Orange.

Bemerkungen: Tageszufuhr: Eiweiß = 92 g, Fett = 68 g, Kohlenhydrate = 288 g, Kalorien = 2205 kcal, Joule = 9225 kJ, Na = 76,78 mval, Cl = 52,14 mval, K =

89,41 mval, Ca = 46,77 mval, Mg = 26,73 mval, Mn = 2,11 mg, Fe = 17,14 mg, Co = 50,12 µg, Cu = 2,23 mg, Zn = 7,53 mg, P = 1,59 g, F = 0,50 mg, J = 50,72 µg.

Zufuhr an Vitaminen: A = 1,63 mg, B1 = 1,22 mg, B2 = 1,60 mg, C = 190,97 mg, Cholesterin = 0,67 g, Polyenfettsäuren = 7,82 g.

2200 Kalorien

Kochrezept 7

1. Frühstück

100 g Mischbrot, 10 g Butter, 20 g Marmelade, 30 g Lachsschinken, 20 g Dosenmilch, 5 g Malz- oder Bohnenkaffee oder 1 g Tee.

2. Frühstück

200 g Grapefruit, 5 g Zucker.

Mittagessen

Möhrenrohkost: 100 g Möhren, 5 g Zucker, 2 g Öl (ca. 1 Teel.); Gewürze: Zitronensaft, Petersilie. – Die geputzten und gewaschenen Möhren auf einer feinen Raffel reiben, mit Zucker und Zitronensaft abschmecken, Öl hinzufügen und mit Petersilie servieren.

Saure Nieren: 125 g Schweineniere, 75 ml Bouillon, 5 g Mehl, 5 g Butter, Gewürze: Salz, Pfeffer, Essig. – Die gesäuberten und gewaschenen Nierchen in Scheiben schneiden. In der Butter braun braten, Mehl darüber stäuben, mit Bouillon ablöschen und mit den Gewürzen abschmecken.

Lauchgemüse: 200 g Lauch, 5 g Butter, Gewürze: Salz. – Den Lauch putzen, sehr sorgfältig waschen. Die Stangen in Butter und wenig Flüssigkeit gardünsten. Mit etwas Salz abschmecken.

Dampfkartoffeln: 200 g Kartoffeln; Gewürze: Salz. – Die geschälten und gewaschenen Kartoffeln wie üblich garkochen.

Bananenquark: 100 g Quark, 80 g Banane, 10 g Zucker. – Den passierten Quark mit Zucker schaumig schlagen. Die geschälte Banane in Scheiben schneiden und vorsichtig unter die Quarkmasse ziehen.

Nachmittagskaffee

20 g Knäckebrot, 5 g Butter, 20 g Marmelade, 200 ccm Milch.

Abendessen

Waldorfsalat: 100 g Sellerie, 30 g Orange, 50 g Apfel, 30 g Ananas, 10 g Quark; Gewürze: Salz, Meerrettich, Petersilie, Zitronensaft. – Den geputzten und gewaschenen Sellerie in feine Streifen schneiden. Apfel und Orange schälen, entkernen und in kleine Würfel schneiden. Alles mit den ebenfalls in Würfel geschnittenen Ananas mengen. Eine Marinade aus Quark und den Gewürzen herstellen, alles mischen und nochmals abschmecken.

Weißbrot (Toast): 50 g.

Knäckebrot: 20 g.

Butter: 15 g.

Ei: 1 Stück.

Spätmahlzeit

Früchtejoghurt: 100 g Joghurt (½ Becher), 50 g Apfel, 5 g Zucker; die Äpfel schälen, fein raffeln und mit dem Zucker unter das Joghurt gut verschlagen.

Bemerkungen: Tageszufuhr: Eiweiß = 92 g, Fett = 68 g, Kohlenhydrate = 295 g, Kalorien = 2215 kcal, Joule = 9267 kJ, Na = 82,04 mval, Cl = 52,39 mval, K = 108,27 mval, Ca = 43,12 mval, Mg = 33,32 mval, Mn = 2,62 mg, Fe = 25,85 mg, Co = 56,25 µg, Cu = 2,43 mg, Zn = 10,52 mg, P = 1,78 g, F = 1,07 mg, J = 44,55 µg.
44,55 µg.
Zufuhr an Vitaminen: A = 5,36 mg, B1 = 1,58 mg, B2 = 4,59 mg, C = 215,10 mg, Cholesterin = 0,89 g, Polyenfettsäuren = 5,32 g.

2200 Kalorien

Kochrezept 8

1. Frühstück

30 g Mischbrot, 50 g Weizenvollkornbrot, 10 g Butter, 20 g Marmelade, 80 g Quark, 20 g Dosenmilch, 5 g Malz- oder Bohnenkaffee oder 1 g Tee.

2. Frühstück

Frisches Obst: 100 g Bananen.

Mittagessen

Obstsalat: 50 g Orange, 50 g Apfel, 60 g Trauben, 10 g Zucker; Gewürze: Zitronensaft. – Orange und Äpfel schälen und entkernen, in kleine Würfel schneiden, die Trauben halbieren und alles mischen. Mit Zucker und Zitronensaft abschmecken.

Gemüseplatte mit Ei: 100 g Möhren, 100 g Bohnen, 100 g Blumenkohl, 5 g Butter, 2 g Öl (ca. 1 Teel.), 2 Eier, Gewürze: Salz, Petersilie. – Das Gemüse putzen, waschen, schneiden. Möhren und Bohnen in Öl und wenig Flüssigkeit dünsten, den Blumenkohl in wenig Wasser garkochen. Die Eier hart kochen, schälen, halbieren, mit dem Gemüse, das abgeschmeckt ist, und Petersilie servieren.

Kartoffelbrei: 200 g Kartoffeln, 50 ml Milch; Gewürze: Salz, Muskat. – Die wie üblich gekochten Kartoffeln werden noch heiß passiert und mit der heißen Milch gut verschlagen. Mit Salz und Muskat abschmecken.

Zitronenspeise: ½ Ei, 50 ml Milch, 40 ml Wasser, 3 g Gelatine (1½ Blatt), 10 g Zucker; Gewürze: Zitronensaft, abgeriebene Zitronenschale. – Milch, Wasser, Gelatine, Eigelb heiß verschlagen (nicht kochen). Nach dem Abkühlen Zitronensaft und die abgeriebene Zitronenschale zugeben. Mit Zucker abschmecken. Eiweiß steif schlagen und unter die halb-steife Masse vorsichtig unterziehen. In Dessertförmchen füllen und nach dem Erkalten stürzen.

Nachmittagskaffee

50 g Brötchen, 5 g Butter, 20 g Marmelade, 20 g Dosenmilch, 5 g Malz- oder Bohnenkaffee.

Abendessen

Gedünstetes Kalbshirn: 100 g Kalbshirn, ½ Ei, 2 g Öl (ca. 1 Teel.); Gewürze: Salz, Pfeffer, Petersilie, Zitronenscheiben. – Das Kalbshirn wässern, häuten, in Scheiben schneiden. Mit Salz, Pfeffer in Öl und wenig Flüssigkeit andünsten, dann das gut verquirlte ½ Ei zugeben und alles stocken lassen. Petersilie darüber streuen und mit Zitronenscheibe servieren.

Gemischter Salat: 100 g Spargel, 30 g grünen Salat, 2 g Öl (ca. 1 Teel.); Gewürze: Salz, Zitronensaft, Kräuter. Den Spargel aus der Dose und den geputzten, gewaschenen und zerpflückten grünen Salat in der Marinade anmachen, die aus den Gewürzen, dem Zitronensaft und dem Öl hergestellt wurde.

Mischbrot: 50 g.

Knäckebrot: 20 g.

Butter: 10 g.

Frische Gurke: 100 g.

Spätmahlzeit

Honigmilch: 125 ml Milch, 10 g Honig. – Die heiße Milch mit dem Honig verquirlen.

Bemerkungen: Tageszufuhr: Eiweiß = 86 g, Fett = 69 g, Kohlenhydrate = 288 g, Kalorien = 2194 kcal, Joule = 9180 kJ, Na = 64,34 mval, Cl = 51,16 mval, K = 116,22 mval, Ca = 40,47 mval, Mg = 35,51 mval, Mn = 4,21 mg, Fe = 19,74 mg, Co = 65,01 μg, Cu = 2,51 mg, Zn = 11,03 mg, P = 1,91 g, F = 0,64 mg, J = 88,19 μg.

Zufuhr an Vitaminen: A = 5,87 mg, B1 = 1,54 mg, B2 = 2,31 mg, C = 265,98 mg, Cholesterin = 3,93 g, Polyenfettsäuren = 8,87 g.

C. 1900 Kalorien

Kochrezept 1

1. Frühstück

50 g Mischbrot, 20 g Knäckebrot, 10 g Butter, 20 g Marmelade, 30 g kalten Braten, 5 g Malz- oder Bohnenkaffee oder 1 g Tee, 10 g Dosenmilch.

2. Frühstück

150 ml Orangensaft.

Mittagessen

Sellerie-Apfel-Rohkost: 50 g Sellerie, 30 g Apfel; Gewürze: Zitronensaft. – Den Sellerie kurz vor dem Anrichten schälen und in kleine Streifen schneiden, den geriebenen Apfel untermischen, mit Zitronensaft abschmecken.

Bachforelle (blau): 125 g Forelle, 10 g Butter; Gewürze: Salz, Essig, Zitronenscheiben. – Die Forelle in nicht kochendes Salz- und Essigwasser geben, etwa

10 Min. ziehen lassen. Die Butter wird dazu gereicht, evtl. auch 1–2 Zitronenscheiben.

Gemischter Salat: 30 g Kopfsalat, 100 g Blumenkohl, 50 g Tomaten, 3 g Öl (ca. 1 1/2 Teel.); Gewürze: Essig, Pfeffer, Kräuter, Salz. – Den gekochten Blumenkohl, die geschnittene Tomate und den zerpflückten gut gewaschenen Salat, mit der aus den Zutaten bereiteten Salatsoße kurz vor dem Servieren mischen.

Dampfkartoffeln: 150 g Kartoffeln; Gewürze: Salz. – Die geschälten und gewaschenen Kartoffeln wie üblich garkochen.

Frisches Obst: 100 g Kirschen.

Nachmittagskaffee

30 g Zwieback, 5 g Butter, 150 ml.

Abendessen

Rührei: 2 Eier, 2 g Öl (1 Teel.); Gewürze: Salz, Schnittlauch. – Die mit zwei Eischalen Wasser verquirlten und gewürzten Eier in eine mit Öl erhitzte Pfanne geben und unter langsamem Rühren stocken lassen. Vor dem Servieren mit Schnittlauch bestreuen.

Pfifferlinge: 150 g Pfifferlinge, 10 g Zwiebeln, 2 g Öl (ca. 1 Teel.); Gewürze: Salz, Pfeffer. – Die fein gehackten Zwiebeln in Öl erhitzen, goldgelb werden lassen und die gesäuberten, gewaschenen Pfifferlinge dazugeben und gardünsten. Mit den Gewürzen abschmecken.

Mischbrot: 80 g.

Butter: 10 g.

Frisches Obst: 150 g Johannisbeeren, 10 g Zucker. – Die gewaschenen, abgestreiften Johannisbeeren mit dem Zucker bestreuen.

Spätmahlzeit

Apfelkompott: 125 g Apfel, 10 g Zucker; Gewürze: Zitronenschale – Die gewaschenen Äpfel schälen und das Kerngehäuse entfernen, in Scheiben schneiden, mit Zucker und Zitronenschale in Wasser gardünsten.

Bemerkungen: Tageszufuhr: Eiweiß = 81 g, Fett = 59 g, Kohlenhydrate = 244 g, Kalorien = 1892 kcal, Joule = 7916 kJ, Na = 48,75 mval, Cl = 38,08 mval, K = 122,93 mval, Ca = 29,02 mval, Mg = 33,68 mval, Mn = 3,16 mg, Fe = 19,41 mg, Co = 102,61 µg, Cu = 4,72 mg, Zn = 6,67 mg, P = 1,67 g, F = 0,72 mg, J = 62,29 µg.

Zufuhr an Vitaminen: A = 1,67 mg, B1 = 1,43 mg, B2 = 2,01 mg, C = 336,65 mg, Cholesterin = 0,64 g, Polyenfettsäuren = 8,49 g.

1900 Kalorien *Kochrezept 2*

1. Frückstück

100 g Mischbrot, 10 g Butter, 10 g Honig, 25 g Fleischwurst, 5 g Malz- oder Bohnenkaffee oder 1 g Tee, 10 g Dosenmilch.

2. Frühstück

Milchmix: 100 ml Milch, 50 Orangensaft. – Milch mit dem Orangensaft mischen.

Mittagessen

Gefüllte Tomate: 50 g Tomate, 20 g Apfel, 20 g Sellerie; Gewürze: Zucker, Zitronensaft, Petersilie. – Die frische Tomate waschen, halbieren und entkernen. Den gewaschenen, geschälten Apfel und den Sellerie in feine Streifen schneiden, mit Zitronensaft und einer Prise Zucker abschmecken und die Tomate damit füllen. Mit gehackter Petersilie bestreuen.

Gebackene Kalbsleber: 100 g Kalbsleber, 2 g Öl (ca. 1 Teel.), 10 g Zwiebel; Gewürze: Salz, Majoran, Paprika. Die Leber häuten, in Scheiben schneiden, salzen, mit Majoran und Paprika bestreuen. In erhitztem Öl von beiden Seiten braten (4–5 Min.). Anschließend die Zwiebelringe goldgelb rösten und vor dem Servieren darübergeben.

Bohnengemüse: 150 g Bohnen, 2 g Öl (ca. 1 Teel.), Gewürze: Salz, Bohnenkraut. – Die Bohnen putzen, etwas Wasser zugeben und gardünsten. Vor dem Anrichten mit Petersilie bestreuen.

Dampfkartoffeln: 100 g Kartoffeln; Gewürze: Salz – Die geschälten und gewaschenen Kartoffeln wie üblich garkochen.

Bananen in Gelee: 100 g Banane (ohne Schale), 100 ml Wasser, 1 1/2 Blatt Gelatine, 10 g Zucker; Gewürze: Zitronensaft. – Abgekochtes Wasser mit Zitronensaft und Zucker mischen und abschmecken. Die in 10 ml Wasser aufgelöste Gelatine hinzugeben. Etwas von dieser Flüssigkeit in Dessertförmchen geben und steif werden lassen. Die Bananen in Scheiben schneiden und die Förmchen fächerförmig damit auslegen. Zitronensaft darüberträufeln, die restliche Flüssigkeit darübergeben und steif werden lassen. Vor dem Servieren stürzen.

Nachmittagskaffee

50 g Weißbrot (Toast), 5 g Butter, 10 g Marmelade, 5 g Malz- oder Bohnenkaffee, 10 g Dosenmilch.

Abendessen

Blumenkohlsalat: 100 g Blumenkohl, 3 g Öl (ca. 1 1/2 Teel.); Gewürze: Salz, Essig, Petersilie. – Den geputzten und gewaschenen Blumenkohl in Salzwasser gardünsten. Aus dem Blumenkohlwasser, den Gewürzen und dem Öl eine Salatsoße bereiten und mit dem Blumenkohl mischen. Gut durchziehen lassen und vor dem Servieren mit Petersilie bestreuen.

Tatar: 80 g Schabefleisch; Gewürze: Salz, Pfeffer, Paprika, Senf, Salatblätter. – Das Schabefleisch mit dem Eigelb und den Gewürzen mischen und abschmecken. In den gewaschenen Salatblättern anrichten.

Mischbrot: 50 g.

Knäckebrot: 20 g.

Butter: 10 g

Frisches Obst: 125 g Weintrauben.

Spätmahlzeit

150 ml Johannisbeersaft (rot).

Bemerkungen: Tageszufuhr: Eiweiß = 76 g, Fett = 58 g, Kohlenhydrate = 250 g, Kalorien = 1895 kcal, Joule = 7933 kJ, Na = 59,18 mval, Cl = 38,99 mval, K = 99,39 mval, Ca = 24,53 mval, Mg = 37,62 mval, Mn = 3,41 mg, Fe = 25,63 mg, Co = 112,15 μg, Cu = 7,67 mg, Zn = 35,91 mg, P = 1,41 g, F = 0,74 mg, J = 83,77 μg.

Zufuhr an Vitaminen: A = 5,34 mg, B1 = 1,36 mg, B2 = 3,70 mg, C = 290,71 mg, Cholesterin = 0,43 g, Polyenfettsäuren = 5,82 g.

1900 Kalorien

Kochrezept 3

1. Frühstück

50 g Mischbrot, 20 g Knäckebrot, 10 g Butter, 20 g Marmelade, 20 g Schmelzkäse, 5 g Malz- oder Bohnenkaffee oder 1 g Tee, 10 g Dosenmilch.

2. Frühstück

Frisches Obst: 100 g Apfel.

Mittagessen

Grapefruit: 100 g.

Paprika-Gulasch: 100 g Rindfleisch, 2 g Öl (ca. 1 Teel.), 10 g Zwiebel, 20 g Paprikaschote; Gewürze: Salz, Pfeffer, Paprika, Senf, Tomatenmark. – Das gewürfelte Fleisch in erhitztes Öl geben, mit den klein geschnittenen Zwiebeln und Paprikaschoten anbraten. Tomatenmark, Senf und Gewürze hinzufügen und mit nicht zu viel Wasser ablöschen und garschmoren.

Gemischter Salat: 50 g Bohnen, 50 g Spargel, 30 g Kopfsalat, 2 g Öl (ca. 1 Teel.); Gewürze: Salz, Essig, Pfeffer. – Die abgekuppten Bohnen waschen, schneiden und garkochen. Spargel aus der Dose, den grünen Salat putzen und gut waschen. Aus den Gewürzen und dem Öl eine Marinade bereiten und mit dem vorbereiteten Gemüse mischen.

Reis: 40 g Reis. – Den Reis in Salzwasser 20–30 Minuten garkochen, mit kaltem Wasser blanchieren und warmstellen.

Preiselbeerschnee: 30 g Preiselbeermarmelade, 1/2 Eiweiß – Das Eiweiß steif schlagen und vorsichtig unter die Preiselbeermarmelade ziehen.

Nachmittagskaffee

50 g Brötchen, 5 g Butter, 10 g Honig, 5 g Bohnen- oder Malzkaffee, 10 g Dosenmilch.

Abendessen

Kalte Platte: 30 g Kalbsbraten, 30 g Roastbeef.

Radieschen: 100 g.

Quark: 50 g.

Weißbrot (Toast): 50 g.

Mischbrot: 50 g.

Spätmahlzeit

Joghurt mit Zitronensaft: 200 g Joghurt (ca. 1 Becher), 10 g Zucker; Gewürze: Zitronensaft. – Joghurt mit Zucker und Zitronensaft mischen.

Bemerkungen: Tageszufuhr: Eiweiß = 81 g, Fett = 57 g, Kohlenhydrate = 252 g, Kalorien = 1907 kcal, Joule = 7980 kJ, Na = 76,17 mval, Cl = 48,20 mval, K = 71,85 mval, Ca = 36,47 mval, Mg = 29,14 mval, Mn = 2,58 mg, Fe = 15,94 mg, Co = 64,82 μg, Cu = 2,18 mg, Zn = 9,90 mg, P = 1,52 g, F = 0,42 mg, J = 50,62 μg.

Zufuhr an Vitaminen: A = 0,86 mg, B1 = 0,96 mg, B2 = 1,54 mg, C = 157,79 mg, Cholesterin = 0,23 g, Polyenfettsäuren = 3,80 g.

1900 Kalorien

Kochrezept 4

1. Frühstück

50 g Brötchen, 20 g Knäckebrot, 10 g Butter, 20 g Marmelade, 1 Ei, 5 g Malz- oder Bohnenkaffe oder 1 g Tee, 10 g Dosenmilch.

2. Frühstück

150 ml Tomatensaft.

Mittagessen

Obstsalat: 30 g Apfel, 20 g Mandarinen, 50 g Kirschen, 5 g Zucker; Gewürze: Zitronensaft. – Die Äpfel waschen, Mandarinen und Äpfel schälen, entkernen und in Würfel schneiden. Die Kirschen entkernen und halbieren, alles mischen und mit Zucker und Zitronensaft abschmecken.

Deutsches Beefsteak: 80 g Rindfleisch (durchgedreht), 1/2 Ei, 10 g Zwiebeln, 2 g Öl (ca. 1 Teel); Gewürze: Salz, Pfeffer, Paprika, Thymian. – Das Fleisch mit Ei, Zwiebeln, Gewürzen und etwas Flüssigkeit gut durchkneten. Aus der Fleischmasse Frikadellen formen und in dem erhitzten Öl auf beiden Seiten braun braten.

Spinat: 200 g Spinat, 5 g Butter, 5 g Mehl, 5 g Zwiebeln; Gewürze: Salz, Pfeffer, Muskat. – Den verlesenen Spinat gut waschen, blanchieren und zerkleinern. Die fein geschnittene Zwiebel in Butter goldgelb dünsten, Mehl dazugeben und mit etwas Flüssigkeit ablöschen. Den Spinat hinzufügen und mit den Gewürzen abschmecken.

Dampfkartoffeln: 100 g Kartoffeln; Gewürze: Salz. – Die geschälten Kartoffeln wie üblich garkochen.

Orangenquark: 50 g Quark, 30 ml Orangensaft, 10 g Zucker; Gewürze: Zitronensaft. – Den passierten Quark mit dem Orangensaft und dem Zucker schaumig schlagen. Mit etwas Zitronensaft abschmecken.

Nachmittagskaffee

20 g Knäckebrot, 5 g Butter, 20 g Honig, 5 g Malz- oder Bohnenkaffee, 10 g Dosenmilch.

Abendessen

Fischsalat mit Tomaten: 80 g Heilbutt, 10 g Zwiebeln, 50 g Tomate; Gewürze: Salz, Essig, Pfeffer, Petersilie. – Den Heilbutt in wenig Salzwasser dünsten. In Würfel schneiden, ebenso die gewaschene Tomate. Zwiebel fein hacken, alles mischen und mit den Gewürzen abschmecken.

Mischbrot: 50 g.

Weißbrot (Toast): 50 g.

Butter: 10 g.

Frisches Obst: 100 g Banane ohne Schale.

Spätmahlzeit

Milch mit Sanddornsaft: 100 ml Milch, 15 g Sanddornsaft. – Milch mit Sanddornsaft mischen.

Bemerkungen: Tageszufuhr: Eiweiß = 81 g, Fett = 58 g, Kohlenhydrate = 252 g, Kalorien = 1921 kcal, Joule = 8037 kJ, Na = 69,75 mval, Cl = 41,02 mval, K = 115,04 mval, Ca = 33,64 mval, Mg = 33,41 mval, Mn = 3,65 mg, Fe = 20,63 mg, Co = 57,45 μg, Cu = 1,81 mg, Zn = 9,23 mg, P = 1,32 g, F = 0,84 mg, J = 116,88 μg.

Zufuhr an Vitaminen: A = 5,49 mg, B1 = 1,05 mg, B2 = 1,62 mg, C = 259,98 mg, Cholesterin = 0,51 g, Polyenfettsäuren = 6,24 g.

1900 Kalorien

Kochrezept 5

1. Frühstück

50 g Mischbrot, 20 g Knäckebrot, 20 g Marmelade, 15 g Butter, 20 g Corned beef, 5 g Malz- oder Bohnenkaffee oder 1 g Tee, 10 g Dosenmilch.

2. Frühstück

Früchtejoghurt: 100 g Joghurt (ca. 1/2 Becher), 50 g Himbeeren, 10 g Zucker. – Joghurt mit den gewaschenen Himbeeren und dem Zucker mischen.

Mittagessen

Blumenkohlrohkost: 50 g Blumenkohl, 50 g Orange, 5 g Zucker; Gewürze: Zitronensaft. – Den geputzten und gewaschenen Blumenkohl auf einer Reibe fein raffeln, die geschälte, entkernte und in Würfel geschnittene Orange untermischen. Mit Zucker und Zitronensaft abschmecken.

Geschmortes Herz: 80 g Kalbsherz, 10 g Zwiebeln, 20 ml Weißwein, 3 g Öl (ca. 1 1/2 Teel.), 5 g Mehl; Gewürze: Salz, Lorbeeren, Wacholder, Nelke, Pfeffer. – Das Kalbsherz in Würfel schneiden, zusammen mit den geschnittenen Zwiebeln in heißem Öl anbraten, Mehl darüber stäuben und mit Wasser ablöschen. Salz und Gewürze mitschmoren lassen und zum Schluß mit Weißwein abschmecken.

Erbsengemüse: 200 g Erbsen; Gewürze: Salz, Pfeffer. – Die Erbsen entschoten, waschen und mit wenig Flüssigkeit und den Gewürzen dünsten.

Kartoffelbrei: 150 g Kartoffeln, 50 ml Milch; Gewürze: Salz, Muskat. – Die geschälten und gewaschenen Kartoffeln werden wie üblich gekocht. Die heißen Kartoffeln passieren und mit der heißen Milch schaumig schlagen. Mit Salz und Muskat abschmecken.

Rotweingelee: 50 ml Rotwein, 50 ml Wasser, 3 g Gelatine (ca. 1 ½ Blatt), 10 g Zucker; Gewürze: Zitronensaft. – Rotwein, abgekochtes Wasser, Zitronensaft und Zucker verrühren. Die in 10 ml Wasser aufgelöste Gelatine hinzufügen und in Dessertförmchen füllen. Erkalten und steif werden lassen. Vor dem Servieren stürzen.

Nachmittagskaffee

30 g Zwieback, 5 g Butter, 10 g Marmelade, 5 g Malz- oder Bohnenkaffee, 10 g Dosenmilch.

Abendessen

Italienischer Salat: 75 g Rindfleisch (Lende), 50 g Äpfel, 10 g Zwiebel, 3 g Öl; Gewürze: Salz, Pfeffer, Petersilie, Essig. – Die gebratene kalte Lende in schmale, längliche Streifen schneiden, die gewaschenen und geschälten, entkernten Äpfel ebenfalls in Streifen schneiden. Alles vorsichtig mischen. Mit fein gehackter Zwiebel, Salz, Pfeffer, Öl und Essig abschmecken. Petersilie darüber streuen.

Mischbrot: 50 g.

Butter: 10 g.

Tomate: 100 g.

Frisches Obst: 100 g Apfel.

Spätmahlzeit

150 ml Grapefruitsaft.

Bemerkungen: Tageszufuhr: Eiweiß = 77 g, Fett = 52 g, Kohlenhydrate = 253 g, Kalorien = 1886 kcal, Joule = 7890 kJ, Na = 44,56 mval, Cl = 25,58 mval, K = 95,14 mval, Ca = 26,24 mval, Mg = 32,14 mval, Mn = 3,34 mg, Fe = 20,32 mg, Co = 52,06 µg, Cu = 2,43 mg, Zn = 10,56 mg, P = 1,31 g, F = 0,63 mg, J = 64,03 µg. Zufuhr an Vitaminen: A = 1,26 mg, B1 = 1,85 mg, B2 = 2,04 mg, C = 263,96 mg, Cholesterin = 0,26 g, Polyenfettsäuren = 4,86 g.

1900 Kalorien

Kochrezept 6

1. Frühstück

50 g Grahambrot, 50 g Mischbrot, 10 g Butter, 10 g Honig, 25 g Schnittkäse, 5 g Malz- oder Bohnenkaffee oder 1 g Tee, 10 g Dosenmilch.

2. Frühstück

150 ml Milch.

Mittagessen

Chicoréesalat: 50 g Chicorée; Gewürze: Salz, Zitronensaft, Pfeffer, Zucker. –

Den gut geputzten Chicorée in feine Streifen schneiden, waschen, abtropfen lassen und mit Salz, Pfeffer, Zitronensaft und einer Prise Zucker mischen und anrichten.

Hasenrücken: 100 g Hasenrücken, 5 g Öl (ca. 2 $^1/_2$ Teel.); Gewürze: Salz, Tomate, Zwiebel, Wacholderbeeren. – Das Hasenfleisch 1–2 Tage in Magermilch legen. Öl erhitzen, das Fleisch mit Zwiebel und Tomate darin anbraten. Die Gewürze hinzufügen, auffüllen mit nicht zu viel Flüssigkeit und garschmoren lassen.

Möhrengemüse: 150 g Möhren, 3 g Butter; Gewürze: Salz, Petersilie. – Möhren putzen, waschen und in kleine Würfel schneiden. In Butter und etwas Flüssigkeit gardünsten und mit Petersilie servieren.

Dampfkartoffeln: 100 g Kartoffeln; Gewürze: Salz. – Die geschälten und gewaschenen Kartoffeln wie üblich garkochen.

Apfelmus: 100 g Apfel, 10 g Zucker; Gewürze: Zitronensaft. – Äpfel waschen, in Stücke schneiden und in wenig Wasser dünsten. Passieren und mit Zucker und Zitronensaft schaumig schlagen.

Nachmittagskaffee

50 g Weißbrot, 5 g Butter, 5 g Malz- oder Bohnenkaffee, 10 g Dosenmilch.

Abendessen

Omelett „Stephanie": 2 Eier, 5 g Zucker, 5 g Maizena, 50 g Preiselbeerkompott, 3 g Öl (ca. 1 $^1/_2$ Teel.). Die Eier werden sorgfältig vom Eigelb und Eiweiß getrennt. Das Eigelb wird mit dem Zucker und dem Maizena schaumig gerührt. Das Eiweiß steif schlagen und vorsichtig unter die Eigelbmasse mischen. Das Ganze in eine mit dem Öl erhitzte Pfanne geben und bei sehr kleiner Flamme mit geschlossenem Deckel backen. Danach gibt man die Preiselbeermarmelade auf das Omelett und klappt es in der Mitte übereinander. Sofort servieren.

Knäckebrot: 30 g.

Butter: 10 g.

Quark pikant: 50 g Quark; Gewürze: Salz, Paprika, Schnittlauch. – Den Quark schaumig schlagen. Mit den Gewürzen und Salz abschmecken.

Spätmahlzeit

Frisches Obst: 150 g Orange ohne Schale.

Bemerkungen: Tageszufuhr: Eiweiß = 80 g, Fett = 59 g, Kohlenhydrate = 243 g, Kalorien = 1894 kcal, Joule = 7925 kJ, Na = 57,45 mval, Cl = 47,20 mval, K = 82,34 mval, Ca = 40,72 mval, Mg = 23,69 mval, Mn = 3,02 mg, Fe = 15,72 mg, Co = 40,54 μg, Cu = 1,95 mg, Zn = 8,80 mg, P = 1,43 g, F = 0,50 mg, J = 48,77 μg.

Zufuhr an Vitaminen: A = 7,54 mg, B1 = 1,04 mg, B2 = 1,42 mg, C = 158,01 mg, Cholesterin = 0,63 g, Polyenfettsäuren = 7,89 g.

1900 Kalorien

Kochrezept 7

1. Frühstück

80 g Mischbrot, 15 g Butter, 20 g Marmelade, 20 g Lachsschinken, 5 g Malz- oder Bohnenkaffee oder 1 g Tee, 10 g Dosenmilch.

2. Frühstück

Frisches Obst: 100 g Grapefruit.

Mittagessen

Möhrenrohkost: 50 g Möhren, 3 g Zucker; Gewürze: Zitronensaft, Petersilie. – Die geputzten und gewaschenen Möhren auf einer feinen Raffel reiben, mit Zucker und Zitronensaft abschmecken und mit Petersilie servieren.

Saure Nieren: 100 g Schweinenieren, 75 ml Bouillon, 5 g Mehl, 4 g Öl; Gewürze: Salz, Pfeffer, Essig. – Die gesäuberten und gewaschenen Nieren in Scheiben schneiden. In Öl braten, Mehl darüberstäuben, mit Brühe ablöschen und mit den Gewürzen abschmecken.

Lauchgemüse: 200 g Lauch, 5 g Butter; Gewürze, Salz. – Den Lauch putzen, sehr sorgfältig waschen. Die Stangen in Butter und wenig Flüssigkeit gardünsten. Mit etwas Salz abschmecken.

Dampfkartoffeln: 100 g Kartoffeln; Gewürze: Salz. – Die geschälten und gewaschenen Kartoffeln wie üblich garkochen.

Bananenquark: 50 g Quark, 80 g Banane, 5 g Zucker. – Den passierten Quark mit Zucker schaumig schlagen. Die geschälte Banane in Scheibchen schneiden und vorsichtig unter die Quarkmasse ziehen.

Nachmittagskaffee

30 g Knäckebrot, 5 g Butter, 15 g Marmelade, 200 ml Milch.

Abendessen

Waldorfsalat: 100 g Sellerie, 30 g Orange, 30 g Apfel, 30 g Ananas, 5 g Quark; Gewürze: Salz, Meerrettich, Petersilie, Zitronensaft. – Den geputzten und gewaschenen Sellerie in feine Streifen schneiden. Apfel und Orange schälen, entkernen und in kleine Würfel schneiden. Alles mit den ebenfalls in Würfel geschnittenen Ananas mengen. Eine Marinade aus Quark und den Gewürzen herstellen, alles mischen und nochmals abschmecken.

Weißbrot (Toast): 50 g.

Knäckebrot: 10 g.

Butter: 5 g.

Ei: 1 Stück.

Spätmahlzeit

Früchtejoghurt: 100 g Joghurt (1/2 Becher), 50 g Apfel, 10 g Zucker; die Äpfel schälen, fein raffeln und mit dem Zucker gut unter das Joghurt verschlagen.

Bemerkungen: Tageszufuhr: Eiweiß = 75 g, Fett = 62 g, Kohlenhydrate = 251 g, Kalorien = 1929 kcal, Joule = 8070 kJ, Na = 64,08 mval, Cl = 53,24 mval, K = 91,15 mval, Ca = 31,25 mval, Mg = 30,36 mval, Mn = 3,37 mg, Fe = 16,70 mg, Co = 63,37 µg, Cu = 2,10 mg, Zn = 8,79 mg, P = 1,62 g, F = 0,60 mg, J = 61,63 µg.

Zufuhr an Vitaminen: A = 3,67 mg, B1 = 1,16 mg, B2 = 1,82 mg, C = 217,13 mg, Cholesterin = 3,82 g, Polyenfettsäuren = 5,05 g.

1900 Kalorien *Kochrezept 8*

1. Frühstück

50 g Mischbrot, 50 g Weißbrot (Toast), 15 g Butter, 10 g Marmelade, 60 g Quark, 5 g Malz- oder Bohnenkaffee oder 1 g Tee, 10 g Dosenmilch.

2. Frühstück

120 g Bananen (ohne Schale).

Mittagessen

Obstsalat: 20 g Orange, 30 g Apfel, 50 g Trauben, 5 g Zucker; Gewürze: Zitronensaft. – Orange und Apfel schälen und entkernen, in kleine Würfel schneiden, die Trauben halbieren und alles mischen. Mit Zucker und Zitronensaft abschmecken.

Gemüseplatte mit Ei: 50 g Möhren, 50 g Bohnen, 100 g Blumenkohl, 5 g Butter, 2 Eier; Gewürze: Salz, Petersilie. – Das Gemüse putzen, waschen und schneiden. Möhren und Bohnen in der Butter dünsten, den Blumenkohl in wenig Wasser dünsten. Die Eier hart kochen (ca. 8 Min.), schälen, halbieren. Mit dem Gemüse, das abgeschmeckt ist, und Petersilie servieren.

Kartoffelbrei: 100 g Kartoffeln, 30 ml Milch, Gewürze: Salz, Muskat. Die wie üblich gekochten Kartoffeln werden noch heiß passiert und mit der heißen Milch gut verschlagen. Mit Salz und Muskat abschmecken.

Zitronenspeise: ½ Ei, 50 ml Milch, 40 ml Wasser, 10 g Zucker, 3 g Gelatine (ca. 1 ½ Blatt); Gewürze: Zitronensaft, abgeriebene Zitronenschale. – Milch, Wasser, Gelatine, Eigelb heiß verschlagen (nicht kochen). Nach dem Abkühlen Zitronensaft und abgeriebene Zitronenschale zugeben und mit dem Zucker abschmecken. Eiweiß steif schlagen und unter die halbsteife Masse vorsichtig unterheben. In Dessertförmchen füllen und nach dem Erkalten stürzen.

Nachmittagskaffee

50 g Brötchen, 5 g Butter, 15 g Marmelade, 5 g Malz- oder Bohnenkaffee, 10 g Dosenmilch.

Abendessen

Kalbshirn: 100 g Kalbshirn; Gewürze: Salz, Pfeffer, Petersilie, Zitronenscheiben. – Das Kalbshirn wässern und häuten. Mit den Gewürzen und wenig Flüssigkeit dünsten. Mit Petersilie bestreuen und mit Zitronenscheiben servieren.

Gemischter Salat: 50 g Spargel, 30 g grünen Salat; Gewürze: Salz, Zitronensaft,

Kräuter. – Den gekochten Spargel und den geputzten, gewaschenen und zerpflückten Salat in der Marinade anmachen, die aus den Gewürzen hergestellt ist.

Mischbrot: 50 g.

Knäckebrot: 20 g.

Butter: 10 g.

Frische Gurke: 100 g.

Spätmahlzeit

Honigmilch: 100 ml Milch, 10 g Honig. – Die heiße Milch mit dem Honig verquirlen.

Bemerkungen: Tageszufuhr: Eiweiß = 75 g, Fett = 58 g, Kohlenhydrate = 255 g, Kalorien = 1893 kcal, Joule = 7920 kJ, Na = 68,42 mval, Cl = 44,91 mval, K = 94,62 mval, Ca = 45,72 mval, Mg = 29,33 mval, Mn = 2,40 mg, Fe = 22,92 mg, Co = 77,54 μg, Cu = 2,33 mg, Zn = 8,36 mg, P = 1,53 g, F = 0,88 mg, J = 57,15 μg.

Zufuhr an Vitaminen: A = 3,21 mg, B1 = 1,41 mg, B2 = 3,77 mg, C = 217,57 mg, Cholesterin = 0,75 g, Polyenfettsäuren = 5,77 g.

Schonkost- und Diätempfehlungen für den alternden Menschen

Die wichtigsten Diät- und Schonkostformen für den alternden Menschen

Mit *zunehmendem Alter* kann ein Teil der Menschen infolge von *Kau- und Verdauungsschwierigkeiten* eine normale Vollkost nicht mehr vertragen.
JUNG u. Mitarb. beschreiben an 300 nichthospitalisierten Personen zwischen 60–85 Jahren das prozentuale Vorkommen verschiedener Beschwerden.

Tabelle 27 Nennenswerte Kauschwierigkeiten 14%

Frühere Krankheiten der Verdauungsorgane		40%
des Magens	15%	
der Leber	15%	
der Gallenblase	20%	
der Pankreas	2%	
des Darmes	5%	
Vorhandene Verdauungsbeschwerden		61%
Obstipation	47%	
Meteorismus	18%	
Sodbrennen	15%	
Diarrhö, Leibschmerzen	5%	

Tabelle 28 Unverträglichkeit verschiedener Lebensmittel

Nüsse bei	13%
Pflaumen bei	11%
Stachelbeeren bei	8%
Schwarzbrot bei	26%
Weißbrot bei	12%
Graubrot bei	6%
Rotkohl bei	25%
Weißkohl bei	20%
Grünkohl bei	16%
Zwiebeln bei	15%
Gurken bei	13%
Sauerkraut bei	10%

Zahlreiche alternde, besonders noch körperlich tätige Menschen vertragen eine Vollkost, während bei anderen Unverträglichkeit* von schweren und fetten Speisen beobachtet wird, ohne daß nachweisbar krankhafte Störungen vorzuliegen brauchen.
Hier empfiehlt sich die Beachtung des nachfolgenden Schemas für eine Magen-Darm-Schonkost für den alternden Menschen. Sie kann ohne Komplikationen über unbeschränkte Zeit durchgeführt werden. Für die Zufuhr von *Eiweiß, Fett, Kohlenhydraten* gilt für die verschiedenen Altersstufen das bereits in den vorangegangenen Kapiteln grundsätzlich Aufgezeigte.

Diätschema für Magen-Darm-Schonkost

Zusammenfassung in Stichworten

Mehrere kleine Mahlzeiten täglich mit leichten Speisen einhalten. Vermeidung grober und blähender Speisen. Alle reizenden Substanzen (scharfe Gewürze, Essenzen, gebratene und gebackene Speisen) vermeiden. Ausschließliche Einnahme von Schleimsuppen mit Tee usw. nur bei akuten Krankheitszuständen auf ärztlichen Rat. Stets in Ruhe speisen, zerkleinern oder kauen. Alkoholhaltige Getränke, Kaffee, Nikotin usw. bei Schleimhautentzündung meiden.

Fleisch und Fleischware

Erlaubt: Zartes mageres Fleisch von Kalb, Rind, Reh, Huhn, Hähnchen; das zarte, weiße Fleisch von der Pute, Schweinefilet entfettet. Je nach der Art des Fleisches gekocht, gegrillt oder gedünstet zubereitet. Innereien: Leber, Herz, Zunge, Hirn gekocht und gedünstet; rohes, geschabtes Rindfleisch; feine Fleisch-, Tee- und Kalbsleberwurst; gekochter, milder Schinken, milder Lachsschinken.

Verboten: Fette Fleischsorten wie: Schwein, Hammel, Ochse, Gans, Ente. Alles fette Fleisch, geräucherte, scharf gewürzte, fette Wurstwaren (Mettwurst, Zervelatwurst, Zungenwurst u. ä.), Speck.

Fisch

Erlaubt: Magerer Fisch gekocht, gedünstet und gegrillt, z. B. Schellfisch, Seelachs, Kabeljau, Schleie, Forelle, Felchen, Scholle, Rotbarsch, Hecht, Zander,

* JUNG, G. F., K. JAHNKE, K. OBERDISSE: Med. u. Ernähr. 11 (1963) 257

Heilbutt, Steinbutt, Seezunge, Krebse, Krabben. (Die Fetthaut vom Heilbutt, Zander und Hecht ist zu entfernen!)

Verboten: Alle fetten Fische: Aal, Lachs, Salm, Hering, Matjeshering, Bückling, Sprotten, Sardellen, Sardinen, Anchovis. Alle Fische sowie Krebse und Krabben in Mayonnaise, ferner alle gebratenen, geräucherten und marinierten Zubereitungsarten.

Milch und Milchprodukte, Käse

Erlaubt: Vollmilch, Magermilch, Buttermilch. In Form von Sauermilch, Joghurt, Kefir oder in Verbindung mit frischen Obst- oder Gemüsesäften ist die Milch besonders gut verträglich – Sahne sollte nur in geringen Mengen möglichst versteckt in Gelatinecremes, Puddings und ähnlichem genossen oder zur Verfeinerung des Geschmacks verwendet werden.
Käse bevorzuge man in Form von Quark, Frischkäse (Gervais), mildem Streichkäse sowie Schnittkäse, Briekäse. Schnittkäse nur milder unterfetter und halbfetter Käse: Emmentaler ohne Rinde, Edamer, Trappisten, Kümmelkäse, Butterkäse, weicher Holländer.

Verboten: Milch und Milchgetränke mit stärkerem Zuckerzusatz. Speiseeis. Alle harten Vollfettkäse: Schweizer, Tilsiter, Chester; ferner alle scharfgewürzten Käse: Camembert, Roquefort, Romadur, Liptauer, Limburger, Harzer, Mainzer.

Eier

Erlaubt: 1–2 weichgekochte Eier (4 Min.), lockeres Rührei und Spiegelei leicht gestockt mit wenig Butter; Schaumomelett, rohes Ei, in Speisen verkochtes Ei.

Verboten: Hartgekochtes Ei, in Fett gebratenes oder gebackenes Ei, Eierpfannkuchen, Zuckerei, Mayonnaise.

Fett

Erlaubt: Butter (ist besonders gut im Alter verträglich), Margarine, nur hochwertige Pflanzenöle (Distelöl, Sonnenblumenöl, Maisöl).

Verboten: Alle Schlachtfette: Schmalz, Rindertalg, Hammelfett, Speck, Gänseschmalz, Palmin, Kokosfett; alles stark erhitzte Fett (gebräunte Butter, heißes Öl), Sardellenbutter, alle fettreichen Zubereitungen (Mayonnaise, in Fett Gebackenes, fette Fleischbrühen und Tunken).

Brot und Backwaren

Erlaubt: Gut ausgebackenes Roggenmischbrot, feingeschrotetes Vollkornbrot (Grahambrot, Simonsbrot, Steinmetzbrot – gut kauen!), Knäckebrot, altbackenes Weizenbrot und Brötchen, Zwieback, Toast. Nie frisches Brot essen! Leichtes Teegebäck, Biskuitkuchen und Keks, 2–3 Tage altes fettarmes Hefegebäck, abgelagerter Rührkuchen.

Verboten: Frisches und ungenügend ausgebackenes Brot, feuchte und grobe Brotsorten (Rheinisches Schwarzbrot und Pumpernickel), frisches Hefegebäck, alle Arten von süßen und fettgebackenen Kuchen (Torten, Buttercremeschnitten, Berliner, Schmalzkuchen, Makronen u. ä.).

Getreideprodukte und Teigwaren

Erlaubt: Alle Getreideprodukte: Mehle, Mondamin, Maizena, Grieß, Weizen- und Haferflocken, Sago, Reis, Mais, Grütze, Graupen, Buchweizen usw. Zubereitet zu Suppen, Breien, Puddingen und lockeren Aufläufen u. ä. Alle Nudelarten (als Beilagen oder zu lockeren Aufläufen).

Verboten: Alle festen, fettgebackenen, gebratenen, panierten oder stärker gezuckerten Zubereitungsformen (Klöße, Pfannkuchen u. ä.).

Zucker und Zuckerwaren

Erlaubt: Zucker, jedoch in konzentrierter Form nur in knappen Mengen, ebenso Trauben- und Fruchtzucker, nur in kleinen Mengen Honig und Gelee.

Verboten: Starkgezuckerte Speisen, Getränke und Gebäcke, Fruchtsirup, Marmelade und Konfitüre mit Kernen. Süßigkeiten (Bonbons, Pralinen, Marzipan).

Kartoffeln

Erlaubt: Kartoffelbrei und Kartoffelschnee (nach Möglichkeit von Pellkartoffeln), Salzkartoffeln. Lockere Klöße aus gekochten Kartoffeln, Kartoffelpreßsaft.

Verboten: Alle gebratenen und fettgebackenen Zubereitungsformen wie: Bratkartoffeln, Röstkartoffeln, Pommes frites u. ä., Kartoffelpuffer, Kartoffelsalat, Klöße aus rohen Kartoffeln.

Gemüse

Erlaubt: a) roh: Alle Gemüsesäfte und die unter b) genannten Gemüse feingerieben.

b) gedämpft oder gedünstet (wegen Vitaminverlust nicht kochen!). Zarte, nicht blähende Gemüse: Möhren, Spinat, Mangold, Blumenkohlröschen, Spargel, junge frische Erbsen, Chicorée, Fenchel, Artischocken, Teltower Rübchen, jungen Kohlrabi, Rote Bete, junge grüne Bohnen, Sellerie, Endivien, Tomaten (abgezogen), Gurken (nur gedünstet), Auberginen.

Salate roh: zarter Kopf-, Endivien- und Feldsalat, Tomatensalat (abgezogen!). Salate von gekochten Gemüsen: nur ganz zarte feine Gemüse verwenden (Spargel, Möhren, feine Erbschen), die mit Zitrone, Sahne oder Quark, Joghurt und Öl sowie milden Küchenkräutern angerichtet werden.

Verboten: Grobe und blähende Gemüse: Rot-, Weiß-, Rosen- und Grünkohl, Wirsing, ausgereifte Erbsen und Bohnen, Sauerkraut, Pilze (alle außer Champignons). Zwiebeln, Kastanien, ganzer Rettich. Hülsenfrüchte: Erbsen, Bohnen, Linsen.

Obst

Erlaubt: Alle frischgepreßten Obstsäfte aus unten angegebenen Obstsorten, rein oder gemischt mit Milch, Rahm oder Getreideschleim oder in Form von Gelatinespeisen. – Frischobst: Äpfel, Birnen, Apfelsinen, Bananen, Pfirsiche ohne Haut, Brom-, Him-, Erd- und Heidelbeeren, Weintrauben, Melonen, Ananas; Kürbis und Quitten (gekocht). Stets nur reifes und gewaschenes Obst in kleinen Mengen essen und gut kauen! – Als Kompott alles Steinobst (Pflaumen, Reineclauden, Kirschen, Aprikosen, ebenfalls Stachelbeeren und Rhabarber). Nüsse werden feingerieben in kleinen Mengen gut vertragen.

Verboten: Alles unreife Obst, rohes Steinobst, rohe Johannis- und Stachelbeeren, Preiselbeeren, ungekochtes Trockenobst, Feigen, Datteln, Nüsse und Mandeln; alle in Zuckersirup konservierten Früchte.

Getränke

Erlaubt: Frischobst- und Gemüsesäfte, natürliche Gemüsebouillon, alle Milchsorten, Kakao, Malzkaffee, Kräutertees (Pfefferminz, Kamille), leichter Schwarztee, Hagebutten- und Apfelschalentee.

Verboten: Spirituosen, Weiß-, Süd- und Obstweine, stark kohlensäurehaltige Getränke, Limonaden, alle sehr heißen und kalten Getränke (Eisgetränke!).

Suppen

Erlaubt: Milchsuppen, gebundene legierte Suppen, Kalbfleischbrühen fettarm mit Einlagen wie Gemüse, Nudeln, Ei; Gemüsecremesuppen.

Verboten: Scharfe, fette Brühen, Suppen mit Hülsenfrüchten, käufliche, scharfgewürzte Suppenmehle.

Gewürze

Erlaubt: Zucker und Kochsalz nicht hochkonzentriert, Küchenkräuter wie: Petersilie, Dill, Schnittlauch, Rosmarin, Thymian, Liebstöckel, Majoran, Estragon, Melisse, Beifuß, Bohnenkraut, Kerbel, Meerrettich. Milde Gewürze: Muskat, Kümmel, gemahlene Vanille, Zimt, Anis, Fenchel, Nelken, Lorbeerblätter, Wacholderbeeren, Piment, Kapern, Hefeflocken.

Verboten: Konzentrierte Kochsalz- und Zuckerlösungen; käufliche Suppenwürze, Fleischbrühpasten und Brühen.

Diätschema für eine Leber- und Gallenschonkost

Ein Leiden, welches gleichfalls gehäuft im höheren Alter auftritt, stellt eine Entzündung der *Gallenblase, Gallensteine* oder *Leberleiden* dar. In der Anlage findet sich ein entsprechendes Diätschema für die genannten Krankheiten. Jedoch empfehlen wir, in solchen Fällen einen Arzt zu konsultieren, da es neben diätetischen Maßnahmen eine Reihe wirksamer medikamentöser Maßnahmen gibt, auf die hier nicht näher eingegangen werden kann.

1. Diät bei Gallenblasenentzündung

Diät bei akuter Gallenblasenentzündung

Bei hochakuter Gallenblasenentzündung oder Gallensteinkolik kann unter ärztli-

cher Aufsicht mit Fasten (bei ausreichender Flüssigkeitszufuhr) begonnen werden oder 2–3 Tage strenger Diät mit Verabreichung von Tee (Pfefferminz, schwarzer Tee in dünner Lösung, Fencheltee, Kamillentee, Lindenblütentee), mit Traubenzucker gesüßt, und Wasserschleimsuppen (Haferflocken, Reis, Grieß), später Zulage von leichtem Brei, halb Milch halb Wasser (Mondamin, Grieß, Reis, Hafer, Zwieback), Buttermilchspeisen, Gelatinespeisen.
Nach Aufhören der Koliken können abgestandene, zimmerwarme Mineralwässer (z. B. Kissingen, Mergentheim, Neuenahr) getrunken werden.

Diät bei abklingender Gallenblasenentzündung (Aufbaukost)

Diese Kost soll aus leichtverdaulichen, passierten Speisen bestehen. Vollkommene Einschränkung der Fettzufuhr ist nötig. Tagesbeispiel dieser Kostform:

I. Frühstück

Schwarzer Tee in dünner Lösung (oder Pfefferminz, Fenchel), Toast, Zwieback, Honig, Gelee.

II. Frühstück

Bananen, Erdbeerkompott, Apfelschnitzchen, Pfirsich- und Aprikosenkompott püriert, Puddings aus Magermilch zubereitet, Gelatinespeisen, Buttermilchspeisen, Fruchtgelee oder Haferschleim (ohne Butter und Vollmilch zubereitet).

Mittag

Suppen: Wasserschleim, gebundene Suppen mit fettfreier Fleischbrühe oder Gemüsebrühe zubereitet. Einlagen: Reis, Grieß, Fadennudeln, Sago, Haferflocken.

Fleisch: Gekochtes Kalbfleisch, Hühnerfleisch oder Taube (Haut entfernen).

Fische: Flunder, Heilbutt, Rotzunge, Seezunge, Forelle, Schleie, Zander gekocht.

Gemüse: Möhren, Spinat, frischer junger Blumenkohl, Schwarzwurzeln, Spargel, junge Kohlrabi, alle Gemüse nur in Wasser kochen.
Kartoffeln: Kartoffelschnee, Kartoffelbrei mit Magermilch und ohne Butter zubereitet.

Teigwaren: Fadennudeln, locker gekochter Reis.

Nachtisch

Wie zweites Frühstück.

Vesper

Siehe erstes Frühstück.

Abend

Suppen: Wie Mittag

Breie: Grieß, Reis, Mondamin, Zwieback, mit Magermilch oder halb Milch, halb Wasser zubereitet. Dazu Kompotte, wie schon aufgeführt.

Oder kaltes Abendbrot

Magerquark, magerer Schinken, magerer Streichkäse, Toast oder Knäckebrot, Weizenkeimbrot.

2. Diätschema für eine Leber- und Gallenschonkost

(chronisches Stadium)

> *Einschränkung der Fettzufuhr, Vermeidung scharfer Gewürze und Speisezubereitungen, Verabreichung einer leicht verdaulichen, vitaminreichen Kost. Zu bevorzugen reichlich Kohlenhydrate und hochwertige Eiweiße. Speisen möglichst kochen, grillen, dünsten, nicht backen, braten oder rösten. Blähende Speisen und frisches Brot vermeiden, Alkohol verboten für Leberkranke. Gallenkranken ist Alkohol in vernünftigen Mengen erlaubt.*

Fleisch und Fleischwaren

Erlaubt: Mageres Fleisch! Nur zartes, mageres Fleisch junger Tiere: Kalb, Rind, Hammel, Lamm, Huhn, weißes Fleisch von der Pute, Hähnchen, Ochsenfleisch, alles ohne Fett. Nur gekocht, gegrillt oder gedünstet zubereiten. Bei Fleischwaren Fett- und Randschichten abtrennen. Nur fettarme Produkte verwenden, die nicht geräuchert sind. Magere Wurstsorten, kalter Braten (Fleischsorten s. oben), Schabefleisch, Rauchfleisch vom Rind, zarter roher oder gekochter Schinken. Reh, Hase, Kaninchen, Hirschkeule, Wildente, Rebhuhn, Fasan, Innereien wie Herz, Leber, Nieren, Kalbszunge, Bries.

Verboten: Alle fetten Fleischsorten wie Schwein, fettes Hammelfleisch und fettes Rindfleisch, Gans, Ente, Wildschwein, alle fetten Hart- und Frischwurstsorten wie Zervelat-, Salami-, Mettwurst, Blutwurst, Schinkenwurst, Jagdwurst u. a., Speck.

Fisch

Erlaubt: Alle fettarmen Fischsorten: Forelle, Kabeljau, Heilbutt, Hecht, Rotbarsch, Seelachs, Schellfisch, Steinbutt, Schleie, Felchen, Scholle, Seezunge, Zander, Krebse, Krabben, Hummer, Garnelen, nur gekocht, gedünstet, gegrillt, gedämpft zubereiten.

Verboten: Alle fetten und geräucherten Fische wie Aal, Hering, Lachs, Bückling, Makrele, Sardellen, Sprotten, Räucherfisch, Heringskonserven, Ölsardinen.

Milch, Molkereiprodukte, Käse, Eier

Erlaubt: Magermilch, Vollmilch 3%ig, Buttermilch, Sauermilch, Joghurt, Kefir (aus Magermilch), Fettarmer Quark (möglichst täglich geben), alle fettarmen und milden Schmelzkäsesorten (bis 30% Fett i. T.), Gervais. Weiches Ei, diätetisches Rührei. Verwendung in den Speisen (vorsichtig, nicht im Übermaß), zum Legieren, in Aufläufen, in Cremes, in Suppen und Mehlspeisen bis zu 1 Stück/Tag.

Verboten: Alle fetten Milchprodukte wie Schlagsahne, Sauersahne, Sahnequark; Vermeidung aller fetten Käseprodukte. Keine rohen oder hart gekochten Eier verwenden, Vermeidung fetthaltiger Zubereitungen (Mayonnaise), besonders bei Galleerkrankungen größte Vorsicht bei Verwendung von Eiern.

Fett

Erlaubt: 60–80 g am Tag oder 30% der Gesamtkalorien in Form von Butter (meist leichter verdaulich), hochwertigen Pflanzenmargarinen und hochwertigen Ölen.

Verboten: Alle Schlachtfette wie Schmalz, Rindertalg, Hammelfett, Gänseschmalz, Palmin, Kokosfett.

Brot und Teigwaren

Erlaubt: Altbackenes Weißbrot, Brötchen, Mischbrot, feingeschrotetes, lockeres Weizenvollkornbrot, Graham-, Simon-, Steinmetzbrot, gut kauen!

Zwieback, Knäckebrot (nie frisches Brot verwenden), oder an Gebäck fettarmes, abgelagertes Gebäck verwenden, einfacher Keks, 2–3 Tage altes fettarmes Hefegebäck, abgelagerter Rührkuchen. Nährmittel und Teigwaren in allen fettarmen und leicht verdaulichen Zubereitungen gestattet wie Suppen, Brei, Puddings, Mehlspeisen, hellbackene Aufläufe, Vollkornerzeugnisse bevorzugen.

Verboten: Niemals frisches Brot u. ä. verwenden, fette Zubereitungen vermeiden, kein grobes Brot (Rheinisches Schwarzbrot und Pumpernickel), frisches Hefegebäck, Blätterteig, Mürbeteig, alle fetten Gebäckarten vermeiden, Teigwaren nicht gebraten zubereiten.

Gemüse, Kartoffeln, Obst

Erlaubt: Alle zarten, nicht blähenden Gemüsearten erlaubt, wie Karotten, Spargel, Spinat, grüne feine frische Erbsen. Tomaten, Schwarzwurzeln, Blumenkohl, Salat, Mangold, Sellerie, Rote Bete, junge grüne Bohnen, alles stets gedämpft oder gekocht.

Kartoffeln gedämpft zubereiten oder als Kartoffelschnee, -brei, Kartoffelauflauf (nicht als Bratkartoffeln oder mit Fett angebraten).

Obst mit dünnen Schalen, sonst schälen, Äpfel, Bananen, Erdbeeren, Himbeeren, Pampelmusen, Apfelsinen, Mandarinen, Pfirsiche, Birnen alles in reifem Zustand, am besten wird alles Obst (schon auf Grund chemischer Spritzbehandlung und Sauberhaltung) *geschält* genossen (auch als Kompott).

Verboten: Alle blähenden, groben Kohlarten sind nicht gestattet wie Hülsenfrüchte und Weißkraut, Rotkraut, Wirsing, Gurken (Gurkensalat), Rettich, Rosenkohl, Pilze (außer Champignons), Zwiebeln, Meerrettich, Paprikaschoten, Steckrüben.

Kartoffeln nicht als Bratkartoffeln zubereiten oder anbacken, nicht in fetten oder krossen Zubereitungen. Unreifes *Obst* und Steinobst ausgenommen abgezogene, gekochte Pfirsiche, Aprikosen.
Keine Rosinen, Feigen, Datteln, Nüsse, Mandeln, Johannisbeeren, Weintrauben. (Als Preßsäfte, jedoch beschränkt, Johannisbeeren, Weintrauben, Heidelbeeren zu verwenden, evtl. mit Milch oder Joghurt gemixt.)

Gewürze, Getränke, Verschiedens

Erlaubt: Natürliche Kräuter wie Petersilie, Lorbeeren, Vanille, Rosmarin, Sellerie, Thymianblätter (jedoch nur mit Maßen gewürzt). Verwendung von Obstpreßsäften und Zitronensaft gestattet. Mäßiger Gebrauch von Kochsalz. Kräutertee, dünner schwarzer Tee, Magermilchgetränke, Magermilchkakao, Joghurtgetränke (s. unter Milch), Obstsäfte verdünnt, Frischobst- und Gemüsesäfte, Malzkaffee. Industrielle Produkte sind nur verwendbar, sofern sie als diätetisch geeignet für diese Diätform gekennzeichnet sind, da die meisten Konservierungszusätze enthalten, die nicht verträglich sind.

Verboten: Alle industriellen Gewürzsoßen, sofern nicht speziell diätetisch gekennzeichnet. Verwendung von Meersalz u. a. Salzsorten anstelle von Kochsalz ist nicht vorteilhaft. Die Salzzufuhr soll nur bei Wassersucht stark eingeschränkt werden. Spirituosen, Weiß-, Süß- und Obstweine, stark kohlensäurehaltige Getränke, Limonaden, alle sehr heißen und kalten Getränke (Eisgetränke!).

Die „kochsalz- bzw. natriumarme" Kost

Die *Indikation* sollte stets vom *Arzt* gestellt werden. Mit „kochsalzarmer" Diät kann man im Alter dem Auftreten von Herz- u. a. Krankheiten *nicht vorbeugen.* Der gesunde Organismus hält niemals Kochsalz und Wasser zurück, sondern scheidet es durch die Niere und den Urin wieder aus. Im Alter dürfen täglich um 6–8 g Kochsalz verzehrt werden. Willkürliche Einschränkung kann unter bestimmten Bedingungen z. B. im Sommer bei Hitze zu Kreislaufkomplikationen führen.

Anders ist die Situation natürlich bei Herzversagen, Bluthochdruck usw., wenn es zur *krankhaften Wasseransammlung* im Körper kommt. Hier ist die *„kochsalzarme Diät" die Grundlage jeder Behandlung* und auch nicht durch Wassertabletten (Diuretika, Saluretika) zu ersetzen. Im allgemeinen wird heute stets eine *Kombination* von *„kochsalzarmer"* Diät mit Gabe von 1–2 Wassertabletten in der Woche (nicht täglich) empfohlen. Hierdurch können die *Nebenwirkungen der Diuretika* (= Wassertabletten) erheblich gemindert werden, da sie Zuckerkrankheit, Gicht, Magen-Darmbeschwerden, Störungen im Mineralhaushalt usw. auslösen können. Ältere zuckerkranke Patienten müssen deshalb besonders vorsichtig mit Diuretika sein, da sie die Zuckerkrankheit verschlechtern können.

Kochsalz ist = *NaCl* (Natriumchlorid). Eine *„kochsalzarme"* Diät ist somit arm an Na^+ und Cl^-. Da sie dadurch stets auch Na^+-arm ist, ist diese Diätform stets auch zugleich eine *„Na-arme"* Diät.

Wir unterscheiden zwischen einer:

1. *„streng kochsalzarmen" Diät*
   (diese Diät enthält unter 1 g Kochsalz = 17 mval Na^+ und 17 mval Cl^-)
   Die *strenge* Diätform wird heute nur noch selten verordnet, da man den

gleichen Effekt mit einer Kombination von Diuretika 2–3mal wöchentlich und Diät besser erreicht. Nur bei sehr schweren Fällen kann diese Diätform gelegentlich noch erforderlich sein. (Dann s. HOLTMEIER, H.-J.: *„Kochsalzarme Kost"*. Goldmann, München 1966.)

2. *„Kochsalzarme" Diät* (auch = natriumarme Diät)
(Diese Diät enthält unter 3 g Kochsalz/Tag = 51 mval Na^+ und 51 mval Cl^-).
Diese Diätform wird heute ***am meisten*** verordnet. Oft reicht sie bereits allein aus, in anderen Fällen kann sie vorsichtig mit Diuretika (Wassertabletten) kombiniert werden.

Das nachfolgende Diätschema betrifft die „kochsalz- bzw. natriumarme" Diät.

Diätschema einer „kochsalz- bzw. natriumarmen" Diät (bis 3 g NaCl/Tag)

Fleisch, Geflügel, Wild, Wurstwaren

Erlaubte Tageszufuhr (entweder/oder): 360 g Pferd (Muskelfleisch), 330 g Schweinefleisch (mittelfett), 325 g Kaninchen (Muskelfleisch), 300 g Hase (Muskelfleisch), 280 g Schweinekotelette, 270 g Rindfleisch (mager), 255 g Kutteln (vom Rind), 225 g Gans (Muskelfleisch), 210 g Huhn (mager) oder Hähnchen, 210 g Reh (Muskelfleisch), 210 g Schweinefleisch (mager), 180 g Truthahn, 165 g Taube, 165 g Rindfleisch (mittelfett), 165 g Kalbszunge, 165 g Kalbsherz, 165 g Hirsch, 165 g Hammelfleisch (mittelfett), 150 g Kalbsleber, 150 g Schweineleber, 150 g Schaffleisch i. D., 150 g Kalbfleisch (mittelfett), 150 g Poulet, 150 g Ente (Muskelfleisch), 135 g Rinderleber, 135 g Rinderherz, 135 g Hammelrippchen (nur mager), 120 g Rinderzunge, 120 g Rebhuhn (gebraten), 120 g Fasan (gebraten), 105 g Kalbshirn, 105 g Kalbfleisch (Filet), 75 g Kalbsniere, 45 g Rinderniere, *Kalter Aufschnitt:* 120 g Kalbsfilet (gebraten), 165 g Rinderlende (gebraten) (Roastbeef), 165 g Schweinelende (gebraten) (mager).

Verboten: Schinken, Speck, Corned beef, alle gesalzenen Wurstsorten und andere Industrieprodukte, welche nicht ausdrücklich als „Na^+-arm" gekennzeichnet sind.

Fische, Krustentiere

Erlaubte Tageszufuhr (entweder/oder): 300 g Karpfen, 300 g Forelle, 285 g Thunfisch (frisch), 240 g Salm, 240 g Lachs (frisch), 225 g Aal (roh), 195 g Hecht, 180 g Barsch (Flußbarsch), 150 g Köhler (Seelachs), 150 g Zander, 150 g Schleie, 150 g Heilbutt, 135 g Kabeljau (Dorsch), 135 g Flunder, 135 g Steinbutt, 120 g Scholle, 105 g Seezunge, 100 g Schellfisch, 80 g Makrele, 55 g Hummer (frisch), 45 g Schnecken (in Süßwasser gekocht), 40 g Muscheln (roh), 30 g Krebs (gekocht), 15 g Sardinen (in Büchsen, ganzer Inhalt).

Verboten: Austern, Bückling, Kaviar, Garnelen, Hering (roh und gesalzen), Krabben, Sardellen, Kieler Sprotten. Alle gesalzenen, geräucherten und konservierten Produkte, sofern sie nicht als „Na^+-arm" gekennzeichnet sind.

Milch

Erlaubt (entweder/oder): 225 ml Milch (frisch), 180 ml Buttermilch, 90 ml

Kondensmilch (gesüßt), 120 ml Kondensmilch (ungesüßt), 390 ml Rahm (20% Fett), 300 ml Rahm (sauer 10% Fett), 225 ml Molken (süß), 30 g Milchpulver (aus Vollmilch). *Pennac*-Milch (Vertrieb über Fa. Alete, München).

Eier, Käse

Erlaubt (entweder/oder): 145 g Ei (ca. 2½ Eier), 390 g Quark, frisch (10% Fett), 345 g Edamer Diät, natriumarm, 40% F. i. T. (Molkerei Wiefelstede/Oldenbg.), 360 g Gouda Diät Vita, natriumarm (Molkerei F. Detzel, Babenhausen/Schwab.), 420 g Camembert Diät, natriumarm, ungesalzen, 45% F. i. T. (Molkerei Wiefelstede/Oldenbg.), 20 g Trockenei. Alle Diätkäse, die als Na-arm mit einem Fettgehalt unter 40% i. T. angeboten werden.

Verboten: Alle gesalzenen Käsesorten.

Fette und Öle

Frei (hinsichtlich des Na-Gehaltes).
Deutsche Molkereibutter, Landbutter, Margarine und Speisefette nur, wenn als „Na-arm" deklariert. Maiskeimöl, Sonnenblumenöl, Baumwollsamenöl. (Als Streichfett nicht mehr als 30 g/Tag empfohlen.)

Frei aber weniger zu empfehlen, da schwer verdaulich, geschmacklich different: Leinöl, Sojaöl, Olivenöl, Erdnußöl, Rapsöl, Walnußöl, Mohnöl, Weizenkeimöl, Reisöl, Misch-, Tafel- und Speiseöl (nicht mehr als 20 g/Tag zum Kochen).

Verboten: Margarinesorten mit einem Na^+-Gehalt über 0,04%, gesalzene Landbutter, gesalzene deutsche und ausländische Markenbutter, Mayonnaise, gesalzener Speck, Griebenschmalz.

Brot und Backwaren

Frei: Brot oder Brötchen „Na-arm", ungesalzen.

Erlaubt (entweder/oder): 75 g Grahambrot, ges., 60 g Knäckebrot, ges., 300 g Knäckebrot ohne Salz (Batscheider), 60 g Kuchenbrot mit Rosinen, 195 g gewöhnlicher Weizenzwieback, 165 g Waffeln (ungefüllt), 60 g Streuselkuchen, 30 g Keks (einfach), 105 g Käsekuchen, 150 g Obstkuchen, 60 g Blätterteig.

Verboten: Alle normal gesalzenen Brotsorten. Salz- und Käsegebäck, Spekulatius, Laugengebäck, Berliner Pfannkuchen (Krapfen). Jegliches Hefegebäck.

Getreide und Mühlenerzeugnisse

Frei: Gersten-Grieß, Haferflocken, Maisgrieß, Reis (glasiert), Grünkern, Hafermehl, Soja (mittelentfettet), Weizenmehl, Kartoffelsago, gewöhnliche Teigwaren, Weizenkeimlinge, Tapioka, Maisstärkenmehl.

Erlaubt (entweder/oder): 20 g Cornflakes, 150 g Weizengrieß, 225 g Roggenmehl.

Gemüse

Frei: Schnittbohnen (frisch), Bohnen (weiß, getrocknet), Erbsen (frisch), Gurken, Grünkohl, Kürbis, Melone, Lattich, Pfefferschote, Paprika (grün), Rhabarber, Rosenkohl, Radieschen, Rettich, Kopfsalat, Sauerampfer,. Sojabohnen (getrocknet), Spargel, Tomaten, Zwiebeln, Steckrüben, Endivien, Chicorée, Wirsing.

Erlaubt (entweder/oder): 630 g Kartoffeln, 330 g Sauerkraut (streng N-arm), 315 g Kohlrabi (Knollen), 300 g Rotkohl, 300 g Lauch, 270 g Artischocken, 270 g Erbsen (getrocknet), 225 g Meerrettich, 240 g Blumenkohl, 240 g Karotten (frisch), 210 g Feld- oder Pflücksalat, 195 g Runkelrübe, 135 g Schwarzwurzeln, 135 g Spinat, 90 g Sellerieknolle, 45 g Rote Bete.

Verboten: sind alle Konservengemüse, wenn sie nicht ausdrücklich als „Na-arm" gekennzeichnet sind.

Pilze

Frei: Champignons, Steinpilze (Herrenpilz), Trüffeln.

Erlaubt (entweder/oder): 40 g Pfifferlinge (Eierschwamm), 40 g Reizker.

Obst

Frei: Ananas, Äpfel, Apfelsaft (frisch), Apfelmus (gesüßt), Aprikosen, Aprikosen in Büchsen, gesüßt, Bananen, Birnen, Birnen in Sirup, Brombeeren, Datteln (getrocknet), Erdbeeren, Feigen (frisch), Grapefruit, Heidelbeeren, Himbeeren, Himbeersirup, Johannisbeeren (weiß, rot, schwarz), Kirschen, Mandarinen, Maulbeeren, Moosbeeren, Orangen, Orangensaft, Pfirsiche, Pfirsiche in Sirup, Pfirsiche (getrocknet), Pflaumen, Zwetschgen, Preiselbeeren, Quitten, Stachelbeeren (rot und grün), Trauben (weiß und blau), Traubenmost, Wassermelone, Zitrone, Zitronensaft, sämtliche Obstsäfte.

Erlaubt (entweder/oder): 435 g Mirabellen, 375 g Rosinen oder Sultaninen, 345 g Feigen, 255 g Hagebutten, 210 g Aprikosen, getrocknet (roh), 135 g Granatapfel, 135 g Oliven (ungesalzen), 85 ccm Grapefruit-Saft.

Nüsse

Frei: Barcelonanüsse, Erdnüsse, Haselnüsse, Mandeln, Paranüsse, Brasilnüsse, Walnüsse.

Zucker, Süßigkeiten und Marmeladen

Frei: Bienenhonig, handelsübliche Marmeladen, Konfitüre, Gelee, Zucker (raffiniert), Zucker (unraffiniert), Traubenzucker, Saccharin, Sionon, Kokosflocken. Bittere Schokolade und Pralinen, Diabetikerschokolade, Pulvertrinkschokolade, Marzipan, Frucht- oder Hustenbonbons, Drops, Baiser, Blockschokolade, Fruchteis (Vorsicht, da kalorienreich).

Erlaubt (entweder/oder): 150 g brauner Kandiszucker, 150 g Rohrzuckermelasse, 180 g Blockmalz, 240 g gebrannte Mandeln, 150 g Milchschokolade, 210 g Milcheis.

Verboten: Lakritze.

Getränke

(Die erlaubte Flüssigkeitsmenge sollte vom Arzt angegeben werden.)

Frei: Obstwein (Apfelwein), Heidelbeerwein (herb), Most, Deutscher Wein, Französischer Wein, Mittelitaliener (rot), Eierkognak, Sherry, Coca-Cola, Obstsäfte, Kaffee, schwarzer Tee, Kräutertee, Kakao.

Erlaubt (entweder/oder): 95 ml Birnenwein, 85 ml Johannisbeerwein (süß), 585 ml Schankbier, 45 g Kaba, 240 ml Kakaotrunk (trinkfertige Handelsware).

Verboten: Mineralwasser mit und ohne Geschmack.

Kochsalzersatzmittel, Gewürze, Industrieprodukte

erlaubt bei „natriumarmer Diät".

Erlaubt: *„Natura-Diät-Bisalz,* streng natriumarm" (Natura Werk, Hannover), *„Davasal, streng* Na^+-arm (Chr. Wander, Bern), *„Hensels Diätsalz,* natriumfrei" (Henselwerk, Magstadt b. Stuttgart), *„Sina-Salz,* streng Na^+-arm" (Nordmarkwerke).

Verboten: „Biomaris-Spezial-Meersalz" (Biomaris Bremen), „Curtasal" (Curta & Co. GmbH, Frankfurt/M.), Danga-Vollmeersalz (Hage Ostfriesland), „Meersalz", „Sinechlor", „streng Cl^--arm" (Chemische Fabrik Tempelhof), „Titro-Salz" (Nordmarkwerke), „Titro-Salz-Spezial" (Nordmarkwerke). Und alle weiteren im Handel erhältlichen Salz- und Kochsalzersatzmittel, die nicht ausdrücklich als „streng Na^+-arm" (im Sinne des Gesetzes) gekennzeichnet sind.

Gewürze

Die Verwendung der hier genannten Gewürze ist bis zu 3 g insgesamt täglich gestattet. Streng untersagt ist der Gebrauch von Kochsalz, Meersalz und aller hier nicht ausdrücklich erwähnten Gewürzmittel, Salz und Kochsalzerzeugnisse.

Erlaubt bei Vollkost: Anis (Samen), Basilikum (Blätter), Bohnenkraut (gerieben), Bohnenkraut (Puder), Beifuß, Coriander (Samen), Curry (Puder), Diätkräutergewürz Dr. Ritter (I. und II.), Dill (Samen), Estragon, Fenchel (Samen), Ingwer (gemahlen), Knoblauch (Puder), Kümmel (gemahlen), Kümmel (Samen), Lauch, Liebstöckel, Lorbeeren (Blätter), Majoran (Blatt), Majoran (gerieben), Majoran (Puder), Meerrettich, Minzeflocken (entwässert), Mohnsamen, Muskatnuß (gemahlen), Nelken (gemahlen), Paprika (gemahlen), Pfeffer, Petersilie, Rosmarin (Blätter), Schnittlauch, Salbei (gerieben), Sellerie (Blätter), Sellerie (Knollen), Senfsamen, Thymian (Puder), Thymian (gemahlen), Thymian (Blätter), Thymian (gerieben), Vanillestangen, Wacholderbeeren, Weinessig, Zimt (gemahlen), Zwiebeln (Puder), Zitronenmelisse.

Erlaubt bei Schonkost: Alete-Würz-ABC, Anis (Samen), Basilikum (Blätter), Bohnenkraut (Puder oder gerieben), Curry (Puder), Diätkräutergewürz Dr. Ritter (I. und II.), Dill (Samen), Estragon, Ingwer, Ingwer (gemahlen), Liebstöckel, Lorbeeren (Blätter), Majoran (Blatt, gerieben, Puder), Minzeflocken (entwässert), Muskatnuß (gemahlen), Nelken (gemahlen), Paprika (gemahlen), Pfeffer (gemahlen), Petersilie, Rosmarin (Blätter), Salbei (gerieben), Sellerie (Blätter), Sellerie (Knollen), Senfsamen, Thymian (Puder, gerieben und gemahlen), Thymian (Blätter), Vanillestangen, Wacholderbeeren, Weinessig, Zimt (gemahlen), Zitronenmelisse.

Verboten: Da nur geringe Gewürze im Essen verwendet werden, sind die natürlichen praktisch alle erlaubt. Industrielle Produkte sind bis auf die genannten Ausnahmen alle verboten.

Verschiedene Industrieprodukte

Frei: Gelatine, Hirschhornsalz, Calciumglutamat (Diamalt ETO), Vanillezucker,

Weinessig, Kräuteressig, Reform-Kräutersenf „streng Na^+-arm", Sauerkraut (Eden) „streng kochsalzarm".

Verboten: Hefe, Hygro-Nährschutz, Backpulver, Fleischbrühwürfel (Bouillon), Hühnerbrühwürfel, Brühwürfel (gekörnte Brühe), Fleischextrakt (Liebig), Fondor (Maggi), Aromat (Knorr), Maggi-Würze, Worcestershire-Sauce, Tomatenmark, Tomatenketchup, Sardellenpaste, Kapern, Oliven eingelegt, Zitronat, Orangeat, Senf, alle küchenfertigen Suppen.

Kochsalzersatzmittel

Einzelne Ernährungsreformer empfehlen anstelle von Kochsalz den Gebrauch von *Meersalz, Salinensalz, Selleriesalzen* usw. Da sie ebenso wie Kochsalz hochgradig Natrium und Chlorid enthalten, *sind alle diese Salze im Rahmen einer „kochsalzarmen" Diät genauso wie reines Kochsalz verboten.* Ebenfalls ist bis heute nicht erwiesen, daß diese Salze gegenüber Kochsalz einen Vorteil für den Organismus darstellen.

Diätschema bei Gicht

Gicht tritt häufig mit *zunehmendem Alter* auf und ist in den meisten westlichen Industrienationen in den letzten Jahren mit zunehmendem Wohlstand vermehrt vorgekommen. Neben *Medikamenten* sind *diätetische Regeln* von Bedeutung.

1. **Behandlung im Anfall:** Warm einpacken, warme bis heiße Umschläge, eventuell Packungen (Fango usw.), befallenes Gelenk ruhigstellen. *Medikamente: (bitte ärztlichen Rat einholen).*

Zyloric 3mal tgl. 1 Tablette u. m., (Fresenius, Bad Homburg).

Colchicum (sofort, je eher, desto besser), z. B. *Colchicum-Dispert* (Kali-Chemie, Hannover) 6–7 mal tgl. 1 Dragee. Höchstdosis nicht länger als 3 Tage, dann mindern, Dauertherapie.

Zur Therapie: Anturano (Thomae-Geigy), *Benemid* (merck-Sharp & Dohme), *Aspirin* (Bayer), *Zyloric* (Frs.).

Vorsicht: Anfall wird ausgelöst durch alle wassertreibenden Medikamente wie *Saluretika, Diuretika, Alkohol* (!) und *purinreiche* Kost.

Diät: Ein akuter Gichtanfall wird häufig nach üppiger Mahlzeit ausgelöst. Von Wichtigkeit ist die kalorische Anpassung an den tatsächlichen Bedarf. Ein großer Teil der Gichtkranken ist fettleibig. Daraus folgt, daß die Kalorienzufuhr mehr oder weniger stark eingeschränkt werden muß. Die Eiweißmenge sollte 1 g pro kg Körpergewicht betragen. Die Fettzufuhr soll auf 25–30% der Gesamtkalorien reduziert werden. Die Kohlenhydratzufuhr steht im Vordergrund. Alkohol kann in kleinen Mengen genossen werden, ist sofort wegzulassen, wenn er einen Anfall auslöst. Im akuten Stadium ist Alkohol grundsätzlich zu vermeiden.

Im Anfall: Bei *akutem Gichtanfall* ist die Nahrungsaufnahme nach Möglichkeit kurzzeitig ganz einzustellen, lediglich Flüssigkeit in Form von Obstsäften ist zu empfehlen.

(*Medikamente,* s. o., sofort verabreichen)

2. **Nach dem Anfall**: (Laktovegetabile Diät (streng purinarm). Bei *streng purinarmer Kost* entfallen Fleisch und Fisch vollkommen. Man verabreicht eine Diät, bestehend aus Brot und Getreideprodukten, Eiern, Milch und Milchprodukten, Obst und Gemüse (außer Linsen), Käse, Fetten, Süßigkeiten.

3. **Im chronischen Stadium:**

Purinarm (fleisch- und fischarm).
Eiweiß ausreichend (1 g pro Körperkilogewicht).
Unbedingte Vermeidung von Übergewicht, Kalorienbeschränkung!
Kohlenhydratreich (im Rahmen der erlaubten Kalorienzufuhr).
Fettarm.

Bei purinamer Kost ist eine beschränkte Menge Fleisch oder Fisch erlaubt, etwa 100 g/Tag. Dabei sollen pro Woche 2–3 fleisch- und fischfreie Tage eingelegt werden.
Als wichtigste aller Therapiemaßnahmen sollten *Übergewichtige unbedingt abnehmen.* (S. HOLTMEIER, H.-J.: *Diät bei Übergewicht und gesunde Ernährung,* 6. Aufl. Thieme, Stuttgart 1975.)

Praktische Diätanweisungen

Küchentechnische Bemerkungen: Fleisch soll im allgemeinen gesiedet (im kalten Wasser aufstellen) oder gedünstet werden. Vom Braten des Fleisches ist wegen der dabei entstehenden Krusten, in denen Purinkörper besonders angereichert werden, abzuraten.
Zum Würzen können die verschiedenen deutschen Küchenkräuter verwendet werden; aber keinesfalls Bouillonwürfel.
Nahrungsmittel, die eine unbedeutende Menge von Purin enthalten: (ohne Einschränkung erlaubt). Mineralwasser, Kakao, Kaffee, Tee, Fruchtsäfte, Butter, alle Käsearten, Eier, Fette, Milch, Buttermilch, Brot- und Brotwaren (ausgenommen Vollkornbrot), Weißbrot, Zwieback, Stärkemehl, Teigwaren, Sago, Früchte aller Art, Reis.
Gemüse: Krauskohl, Rosenkohl, Rüben, Sellerie, Gurken, Lattich, Kartoffeln,

Kürbis, Sauerkraut, Tomaten, Kohlrüben, Grüne Salate, Zucker und Süßigkeiten, Kaviar, Gelatine.
Nahrungsmittel mit geringem Puringehalt: Speck, Schinken, Hammelfleisch, Hähnchen, Blaufisch, Weißfisch, Krebs, Aal, Hering, Austern, Salm, Kutteln, Pilze, Erbsen, weiße Bohnen, Spinat, Artischocken, Blumenkohl, Spargel, Bouillon, Grahambrot, Roggenbrot, Ganzweizenbrot, Hafergrütze, Hase.
Nahrungsmittel mit mäßigem Puringehalt: (75–150 mg Purin auf 100 g Frischgewicht)
Rindfleisch, Kalbszunge, Leberwurst, Schweinefleisch, Schaffleisch, Kalbfleisch, Kaninchen, Wildbret, Karpfen, Kabeljau, Barsch, Heilbutt, Hecht, Schalentiere, Ente, Gans, Rebhuhn, Fasan, Truthahn, Hühnersuppe, Fleischsuppen, Linsen.

Nahrungsmittel mit sehr hohem Puringehalt

(150–1000 mg Purin auf 100 g Frischgewicht)

Kalbsbries	825 mg	Rindsniere	200 mg
Sardellen	363 mg	Hirn	195 mg
Ölsardinen	295 mg	Fleischextrakt	160–400 mg
Kalbsleber	233 mg	Rindsleber	233 mg

Diätschema bei fieberhaften Krankheiten

Akut fieberhafte Krankheiten

Obwohl diätetische Maßnahmen bei Fieber keinen ursächlich therapeutischen Einfluß auf das Leiden ausüben, kommt der *Zufuhr geeigneter Nährwertträger und ausreichender Flüssigkeits- und Salzmengen eine große Bedeutung zu.* Nichtbeachten kann zu schweren Kreislaufkrisen, Stoffwechselstörungen, besonders im Alter führen.
Bei *akuten fieberhaften* Erkrankungen von kürzerer Dauer kann man der Inappetenz des Kranken nachgeben und ihn je nach Fall 2–3 Tage hungern, *aber nicht dursten lassen.* Die Flüssigkeits- und Salzzufuhr muß in jedem Fall ausreichend sein. Empfohlen werden nicht zu süße Natursäfte wie Johannisbeer- und Apfelsäfte oder verdünnte Natursäfte aus Orange, Zitrone, Grapefruit, ferner Fruchttees wie Apfelschalen- und Hagebuttentee, Fruchtsuppen, Milchmixgetränke, Buttermilch, Joghurt, frische Früchte und Obstsalat. Da bei *Fieberanstieg* durch Schwitzen erhebliche Flüssigkeits- und Kochsalzmengen, aber auch Kalium verlorengehen (1 l Schweiß enthält 58,4 mval Na^+, 45,4 mval Cl^- und 10,0 mval K^+), stellt die Aufrechterhaltung des Mineral- und Wasserhaushaltes, die individuell erfolgen muß, eines der wichtigsten Probleme dar. Zahlreiche hochfieberhafte Erkrankungen gehen mit zusätzlicher Wasser- und Salzretention im Organismus (z. B. bei Lungenentzündung, Retention im Lungengewebe) einher. Bei anhalten-

der Inappetenz empfehlen sich Infusionen mit Ringerlösung (1–2 Liter und mehr), evtl. zusätzliche Kalium-Substitution (täglich ca. 40–80 mval K^+). Tab. 24 gibt ein Übersichtsschema über Wasserverluste.

Die Bedeutung von *ausreichender Zufuhr* von Mineralien und Flüssigkeit bei *Fieber* darf nicht unterschätzt werden. Sie *ist von größter Bedeutung und besonders bei Kindern und älteren Leuten häufig Ursache von Herz- und Kreislaufversagen.* Kochsalzarme Kost bei Fieber kann lebensgefährlich sein (*Kochsalz* s. S. 91). Bei länger anhaltendem Fieber wirkt die Verabreichung von ausschließlich Obstsäften wie Gabe von destilliertem Wasser und führt zum Blutdruckabfall und Kreislaufversagen durch Dehydratation. Wenn der Patient nur unter großen Schwierigkeiten noch Nahrung zu sich nimmt, sollte möglichst *Kuhmilch* verabreicht werden, welche eine relativ günstige Nährwertzusammensetzung hat (*s. Nährwerttabelle* im Anhang S. 149). Auch kann zusätzlich eine Tasse *Bouillon* verabreicht werden, welcher noch Kochsalz, Kaliumzitrat usw. zugefügt werden können.

Da bei Fieber der Grundumsatz steigt, empfiehlt sich eine *erhöhte Kalorienzufuhr* (ca. 2500 Kalorien auch bei Bettruhe), in Form leicht verdaulicher, hochwertiger Nahrung (evtl. in flüssiger Form, z. B. Gabe von aufgelöstem Nährpulver, welches alle lebensnotwendigen Substanzen enthält). *Die Zufuhr von Flüssigkeit und Mineralien muß ausreichend sein.* Eventuell Speisen nachsalzen oder Salztabletten verordnen. *Wichtig ist die appetitanregende Zubereitung und die Verteilung der Nahrungsmittel auf mehrere kleine Mahlzeiten am Tag.*

Diät bei anhaltendem Fieber

Zu Beginn der Mahlzeit empfehlen sich Gemüse- oder Fruchtsäfte, um den erhöhten Vitaminbedarf zu decken (appetitanregende Wirkung). Leicht verdauliche Kohlenhydratträger wie Reis, Grieß, Haferflocken, Mondamin, Nudeln usw. lassen sich auf verschiedene Weise in anregender Form zubereiten, und zwar als Salate, Breie mit Fruchtsaucen und Kompotten oder als Suppen. Unter den *Gemüsen* leicht verdauliche bevorzugen wie Spargel, Tomaten, Spinat, Blattsalate, junge grüne Bohnen und Karotten (dünsten oder als Salate oder als Rohkost verabreichen). *Kartoffelbrei* möglichst bald durch Salzkartoffeln ersetzen. Unter den *Brotsorten* können Weißbrot, Knäckebrot, Graubrot und gegebenenfalls auch Vollkornbrot Verwendung finden.

Als *Brotbelag* dienen milde Käsesorten wie Gervais, Camembert, Butterkäse, Quark, ferner Schabefleisch, zarter roher und gekochter Schinken, kalter Braten, gekochte Eier und Rührei. *Im übrigen ist immer die Anpassung der Diät an die Grundkrankheit notwendig.* Schwer verdauliche, zu fetthaltige Speisen wie Bratkartoffeln und fette Pfannengerichte, Hülsenfrüchte und Kohlgemüse, fette Wurstsorten usw. sind für die Ernährung des Fieberkranken nicht geeignet. Die Kost muß kalorisch ausreichend sein.

Zusammenfassung

Allgemeines

Der *Altersforschung* wurde erst in den letzten Jahren infolge weiterer Zunahme der Lebenserwartungen zunehmend *Beachtung* geschenkt. Zahllose Fragen, welche spezielle Stoffwechselstörungen im Alter und ihre Behandlung betreffen, sind noch ungelöst.

Auch auf dem Gebiet der Ernährung des alternden Menschen wird man sich in den kommenden Jahren noch eingehender mit Fragen des Nährbedarfs befassen müssen. Die Empfehlung klarer Richtlinien ist deshalb so schwierig, weil das kalendarische Alter oft erheblich von den tatsächlichen Alterungsvorgängen abweicht. Es wird heute allgemein angenommen, daß es keine Ernährungsform gibt, welche den Menschen verjüngen könnte. Der große *Wert in der Beachtung von Ernährungsregeln* liegt vor allem in der Erhaltung der Gesundheit und *in der Vorbeugung,* welche das Auftreten von degenerativen, ernährungsabhängigen Krankheiten betrifft. Je früher diese Regeln der gesunden Ernährung und Lebensweise eingehalten werden, desto größer sind die Lebenserwartungen. Im höheren Alter treten oft zusätzliche *spezielle Störungen* wie Kauschwierigkeiten, Verdauungsstörungen mit Blähungen usw. auf, die einer weiteren speziellen diätetischen Beratung bedürfen (s. Diätschemen).

1. Die Ernährung des alternden Menschen sollte sein: kalorien- und fettarm, reich an hochwertigem Eiweiß, leicht verdaulichen Kohlenhydraten, reich an Vitaminen, Mineralstoffen und Spurenelementen.
2. Die Gesamtkalorienmenge pro Tag beträgt je nach Alter, Konstitution und Beruf ca. 1900–2400 Kalorien.
3. Die tägliche Mindestmenge an Eiweiß soll 1–1,1 g pro kg Körpergewicht betragen. Davon sollten möglichst 60% tierischer Herkunft sein.
4. Den Fettverbrauch weitmöglichst einschränken! Tägliche Fettmenge ca. 1 g pro kg Körpergewicht (höchstens 70 g pro Tag).
5. Zur Deckung des Vitamin- und Mineralstoffbedarfes reichlich Gemüse, Salate, Rohkost und frisches Obst verzehren. Außerdem beugt die reichliche Zufuhr einem möglichen Mangelzustand vor und trägt zudem noch zum allgemeinen Wohlbefinden bei. Ein obligatorischer Salatteller sollte zu keiner Mahlzeit fehlen.
6. Die Ernährung soll so abwechslungsreich wie möglich sein. Die individuelle Zusammenstellung der Mahlzeiten richtet sich nach der Verträglichkeit der einzelnen Nahrungsmittel. Die Kost sollte aber genügend Ballaststoffe enthalten, um eine normale Verdauung zu gewährleisten.

7. Die Zubereitung sollte so schonend wie möglich sein; Dünsten im eigenen Saft, Dämpfen, Grillen, kein langes Wässern, Kochen, Schmoren.
8. Neben den 3 Hauptmahlzeiten sollte der ältere Mensch noch Zwischenmahlzeiten einlegen, öfters kleine Mengen in Ruhe essen und gut kauen. Gut gekaut ist halb verdaut!
9. Das Gewicht sollte 2 X in der Woche kontrolliert werden. Bei Neigung zu Übergewicht muß die Zufuhr an Nahrungsmitteln reduziert werden. Jeder übermäßige Fettansatz bei älteren Menschen erhöht die Gefahr von Kreislaufkomplikationen und verkürzt die Lebenserwartung.
10. Alkohol in kleinen Mengen, z. B. ½ l naturreiner Wein am Tag zum Essen kann nicht schaden.
11. Jede Krankheit führt bei älteren Menschen zu einem Eiweißabbau und damit zu einer verlängerten Rekonvaleszenzphase. Besonders hier empfiehlt sich eine eiweiß- und vitaminreiche Kost.
12. Der alternde Mensch muß genügend Bewegung und Entspannung haben.

Tabelle 29 Kleine Nährmitteltabelle

	Seite		Seite
Milchprodukte	149	Brot	153
Käse	149	Gemüse	153
Eier	149	Pilze	155
Fette	149	Obst	155
Fleisch	149	Nüsse	155
Wurstwaren	151	Trockenobst	156
Geflügel	151	Obstkonserven	156
Wild	151	Obstsäfte	156
Fisch	151	Gemüsesäfte	156
Fischdauerwaren	152	Süßigkeiten	157
Mehlprodukte	152	Verschiedenes	157

Nach SOUCI, FACHMANN, KRAUT: Die Zusammensetzung unserer Nahrungsmittel. Wiss. Verlagsgesellschaft, Stuttgart. 1966.

Nahrungsmittel in 100 g	E g	F g	Kh g	Kal	Na mval	Mg mval	K mval	Ca mval	A mg	B_1 mg	B_2 mg	C mg	D µg
Milch und Milchprodukte													
Trinkmilch (3,5% F.)	3,34	3,57	4,68	66	2,09	0,99	4,02	5,99	0,04	0,04	0,18	1,70	0,06
Magermilch	3,50	0,07	4,80	35	2,30	1,15	3,84	6,14		0,04	0,17	2,00	
Buttermilch	3,50	0,51	4,00	36	2,48	1,32	3,76	5,44	0,01	0,03	0,16	0,60	
Joghurt	4,80	3,75	4,50	74	2,70	1,15	4,86	7,49	0,04	0,05	0,24	2,00	
Kondensmilch (7,5% F.)	6,49	7,57	9,72	137	4,26	2,22	8,24	12,08	0,07	0,07	0,37	2,10	0,10
Sahne (28% F.)	2,20	30,40	2,90	302	1,65	0,82	2,00	3,74	0,33	0,03	0,17	1,00	0,73
Emmentalerkäse (45% F.)	27,40	30,50	3,40	417	26,96	4,52	2,56	58,83	0,42	0,05	0,33	0,50	2,60
Parmesankäse	35,60	25,80	3,47	410	30,61	3,70	3,35	64,37	0,34	0,02	0,52		0,65
Goudakäse (45% F.)	25,50	29,20	4,70	401	37,78	2,30	1,94	40,92	0,26	0,03	0,20	1,00	1,25
Edamerkäse (40% F.)	24,80	28,30	3,91	386	28,44	1,48	1,71	33,83	0,22	0,06	0,35		
Camembert (45% F.)	18,70	22,80	1,85	301	50,00		2,79	19,06	0,69	0,05	0,45		
Doppelrahm-frischkäse (60%)	14,60	30,50	1,89	354	26,35	0,73	2,79	1,70	0,32	0,04	0,28		
Quark (mager)	17,20	0,58	1,82	88	1,57	0,25	2,43	3,54	0,01	0,04	0,31	1,00	
Schmelzkäse (45% F.)	14,40	23,60	6,10	305	54,78	3,29	1,66	27.30	0,55	0,03	0,38		3,15
Ei (Gesamtinhalt)	12,90	11,20	0,70	167	6,26	0,99	3,76	2,79	0,46	0,10	0,31		5,00
Eigelb	16,10	31,90	0,30	377	2,22		3,53	6,99	2,23	0,29	0,40		58,00
Eiweiß	11,10	0,20	0,70	55	7,39	0,99	3,94	0,55		0,02	0,32	0,30	
Fette													
Butter	0,67	83,20	0,72	746	0,22	0,25	0,41	0,65	0,78	0,01	0,02	0,20	1,30
Maiskeimöl		100,00		930	0,04		0,03	0,75	0,07				
Olivenöl		99,60	0,20	927	0,04	0,03	0,03	0,75	0,12				
Margarine	0,50	80,50	0,45	761	3,30	0,08	0,18	0,50	0,70				4,00
Fleisch													
Hammelfleisch (Schlegel)	18,00	18,00		250	3,39	0,82	9,72	0,50	0,25	0,16	0,22	2,50	
Hammelfleisch (Kotelett)	14,90	32,00		370	3,91	1,97	8,83	0,45	0,25	0,13	0,18	2,50	
Hammelfleisch (Herz)	16,80	10,00		169	5,13		6,34	0,05		0,31	0,86	6,00	
Hammelfleisch (Leber)	21,20	3,95	2,90	131	4,13	1,15	7,21	0,21	9,50	0,36	3,33	30,7	2,00
Hammelfleisch (Niere)	16,50	3,03	0,90	102	10,39	1,07	6,45	0,65	0,33	0,49	2,35	12,0	
Kalbfleisch (Schulter)	20,50	2,90		118	3,78	1,23	10,10	0,60		0,14	0,27		3,80

Nahrungsmittel in 100 g	E g	F g	Kh g	Kal	Na mval	Mg mval	K mval	Ca mval	A mg	B_1 mg	B_2 mg	C mg	D ng
Kalbfleisch (Keule)	20,07	1,63		106	3,74	132	8,77	0,65	0,03	0,15	0,27		3,80
Kalbfleisch (Kotelett)	21,10	3,05		122	4,04	1,32	9,44	0,65		0,14	0,26		3,80
Kalbfleisch (Bries)	17,20	3,40		108	3,78		9,87	0,02		0,08	0,17	56,00	
Kalbfleisch (Herz)	15,90	5,06	0,96	122	4,52	2,07	6,77	0,80	0,01	0,55	1,00	5,40	
Kalbfleisch (Hirn)	10,10	7,60	0,50	118	6,87	1,23	7,16	0,60		0,16	0,26	23,00	
Kalbfleisch (Leber)	19,20	4,30	4,10	143	3,65	3,78	7,55	0,20	4,16	0,28	2,56	41,00	0,38
Kalbfleisch (Niere)	16,70	6,37	0,83	138	8,70	1,73	7,42	0,50	0,21	0,37	2,48	12,70	
Kalbfleisch (Zunge)	17,10	6,20		134	3,65	0,82	5,12	0,45		0,15	0,29	2,80	
Rindfleisch (Filet)	19,20	4,41		126	2,22	1,97	8,70	0,13	0,30	0,10	0,13	1,00	
Rindfleisch (Hochrippe)	16,70	23,50		297	3,70	0,82	7,16	0,26		0,10	0,13		
Rindfleisch (Keule)	19,50	12,50		205	2,96		10,23	0,55		0,08	0,17		
Rindfleisch (Roastbeef)	16,40	19,20		254	3,70	1,40	8,90	0,15	0,03	0,10	0,13	1,00	
Rindfleisch (Querrippe)	18,10	21,90		288	3,26		8,36	0,45		0,07	0,15		
Rindfleisch (Herz)	16,80	6,00	0,56	133	4,70	1,40	7,32	0,46	0,01	0,51	0,91	5,50	
Rindfleisch (Hirn)	10,40	9,63		137	7,26	0,90	7,19	0,50	0,02	0,13	0,24	17,00	
Rindfleisch (Leber)	19,70	3,10	5,90	141	5,04	1,23	7,47	0,35	8,34	0,30	2,88	30,00	
Rindfleisch (Niere)	16,60	5,14		122	10,22	1,64	6,27	0,55	0,33	0,30	2,26	11,00	
Rindfleisch (Zunge)	16,00	15,90	0,40	223	4,35	0,82	6,52	0,47		0,14	0,29		
Schweinefleisch (Bauch)	11,70	42,00		450	2,57	2,47	4,02	0,04					
Schweinefleisch (Eisbein)	16,00	29,20		347	2,57	1,48	6,32	0,55		0,32	0,19		
Schweinefleisch (Filet)	18,60	9,92		176	3,22	1,81	8,90	0,11		1,10	0,31	2,25	
Schweinefleisch (Kamm)	14,60	32,00		368	3,30	2,47	6,45	0,25		0,92	0,18		
Schweinefleisch (Schinkenstück)	15,20	31,00		362	3,30	1,48	8,67	0,30		0,74	0,18		
Schweinefleisch (Kotelett)	15,20	30,60		358	2,70	1,56	8,34	0,40		0,80	0,19		
Schweinefleisch (Herz)	16,90	4,80	0,40	122	3,48	1,23	6,57	1,75	0,01	0,46	1,06	5,30	
Schweinefleisch (Leber)	20,10	5,71	1,14	147	3,35	1,48	8,95	0,50	3,54	0,31	3,17	23,00	2,75
Schweinefleisch (Niere)	16,50	5,20	0,80	125	7,52	1,32	6,19	0,35		0,34	1,80	16,00	
Kaninchenfleisch i.D.	20,80	7,62	0,60	167	2,04	2,38	9,77	0,70		0,11	0,06	3,00	
Schinken, gekocht und gesalzen	19,50	20,60		282	38,09	1,64	8,90	0,50		0,54	0,26		
Schinken, roh, gesalzen und geräuchert	18,00	33,30		395	110,00	1,64	6,34	6,50		0,55	0,21		
Speck, durchwachsen	9,10	65,00		658	77,00	1,23	5,76	0,45		0,43	0,14		
Corned beef (deutsch)	21,70	6,00		153	36,22	2,38	3,35	1,65		0,03	0,10		
Gelatine	84,20	0,10		339	1,39	2,33	0,56	0,55					

Wurstwaren													
Mettwurst	11,90	51,50		541	47,39		5,45	0,65		0,20	0,15		
Bierschinken	15,50	19,20		250	32,74	1,48	6,68	0,75		0,31	0,19		
Salami, deutsch	17,80	49,70		550	54,78		7,73	1,75		0,18	0,20		
Kalbsbratwurst	10,80	31,40		343									
Frankfurter Würstchen	13,10	20,80		256	33,83		4,60	0,40		0,18	0,19		
Mortadella	12,40	32,80		367	29,04		5,30	2,10		0,10	0,15		
Wiener Würstchen	14,90	20,80		264	40,91		5,22	0,65		0,10	0,12		
Fleischkäse (Leberkäse)	12,50	22,60	0,30	271	26,04	1,40	7,65	0,20		0,04	0,15		
Gelbwurst	11,80	32,70	0,18	364	27,83		7,29	0,45		0,18	0,12		
Leberwurst	12,40	41,20	0,88	449	35,22	1,20	3,66	2,05	1,46	0,21	0,92		
Leberpastete	14,20	28,60		334	32,09	1,23	4,43	0,50	0,95	0,03	0,60		
Geflügel													
Ente	18,10	17,20		243	3,70	1,23	7,47	0,55		0,30	0,20	7,50	
Gans	15,70	31,00		364	3,74	2,53	10,74	0,60	0,06	0,12	0,26		
Huhn	20,60	5,60		144	3,61	3,04	9,18	0,60	0,01	0,08	0,16	2,50	
Huhn (Brust)	22,80	0,90		109	2,87	3,04	6,75	0,70		0,70	0,90		
Huhn (Schlegel)	20,60	3,10		120	4,13	2,10	6,40	0,75	0,01	0,10	0,24		
Hühnerleber	22,10	4,70	1,20	147	2,96	1,07	5,58	0,90	11,60	0,32	2,49	28,00	
Truthahn	20,10	20,20	0,40	282	2,87	2,30	8,05	1,32		0,13	0,14		
Wild													
Hase	21,60	3,00		124	2,17		10,23	0,45		0,09	0,06		
Rehfleisch (Keule)	21,40	1,25		106	2,61	2,38	7,90	0,25		0,37	0,25		
Rehfleisch (Rücken)	22,40	3,55		133	3,65	2,38	8,75	1,25		0,37	0,25		
Fisch													
Flunder	16,50	0,70		79	4,00	2,55	8,49	1,85	0,01	0,22	0,21		
Heilbutt	20,10	2,29		110	2,91	2,30	11,48	0,70	0,03	0,08	0,07		5,00
Hering	18,20	14,90		222	5,09	2,55	9,21	1,70	0,04	0,04	0,22	0,50	7,80
Kabeljau (Dorsch)	17,00	0,30		77	3,74	2,30	8,95	0,55		0,05	0,04	2,00	
Köhler (Seelachs)	18,30	0,78		88	3,53	2,14	9,57	0,70	0,01	0,08	0,35		
Makrele	18,80	11,60		193	6,26	2,30	9,16	0,24	0,04	0,14	0,35	0,40	0.94
Rotbarsch (Goldbarsch)	18,20	3,61		114	3,48	2,38	7,88	1,10	0,01	0,11	0,08	0,80	2,30
Schellfisch	17,90	0,12		79	5,04	1,97	7,70	0,90	0,01	0,05	0,17		
Scholle	17,10	0,80		82	4,52	2,55	7,96	3,04		0,21	0,22	1,50	

Nahrungsmittel in 100 g	E g	F g	Kh g	Kal	Na mval	Mg mval	K mval	Ca mval	A mg	B_1 mg	B_2 mg	C mg	D µg
Thunfisch	21,50	15,50		242	1,87			2,00	0,45	0,16	0,16		
Aal	15,00	24,50		299	2,83	1,73	5,55	0,85	0,98	0,18	0,32	1,80	76,00
Forelle	19,50	2,73		112	1,74	2,22	11,89	0,90	0,05	0,08	0,08		
Barsch	18,40	0,80		89	2,04		8,44	1,00	0,01	0,08	0,12		
Hecht	18,40	0,85		89	2,74	2,06	6,40	1,00	0,01	0,08	0,05		
Karpfen	18,90	4,80		125	2,00	1,23	7,83	1,45	0,04	0,07	0,05	1,00	
Lachs	19,90	13,60		217	2,22	2,38	9,49	0,65	0,06	0,17	0,17	1,00	16,30
Schleie	17,70	0,74		85	3,48	1,48	6,27	1,55		0,07	0,18	1,00	
Kaviar**	26,90	15,00	3,30	262	95,65		4,60	13,77					
Garnele	18,60	1,44		96	6,35	5,51	6,80	4,59	0,24	0,05	0,03	1,90	
Hummer	15,90	1,90	0,30	89	11,74	2,78	5,63	3,04		0,13	0,08	5,00	
Miesmuschel (Blaumuschel)	9,84	1,34	3,92	72	12,87	2,96	7,09	1,35	0,05	0,16	0,22		
Fischdauerwaren													
Aal, geräuchert	17,90	28,60		351	21,74	1,48	6,22	0,95	0,94	0,19	0,37		90,00
Bückling	21,80	14,30		232	31,31	0,41	7,29	1,60	0,01	0,04	0,29		330,00
Salzhering	19,80	15,40		233	257,84	3,21	6,14	5,59	0,04	0,03	0,29		50,00
Sprotten, geräuchert	19,40	18,40		260	34,13		15,09	84,83	0,15	0,02	0,40	1,00	32,00
Heringe, mariniert	16,50	16,00		225	44,78	0,99	2,51	1,90	0,04	0,05	0,21		13,00
Ölsardinen	24,10	13,90	1,27	240	21,96	3,37	10,16	16,47	0,06	0,04	0,30		300,00
Thunfisch in Öl	23,80	20,90		304	15,70	1,89	8,77	0,35	0,37	0,05	0,06		
Stockfisch (Kabeljau getr.)	79,20	2,50		372	21,74		38,37	2,99		0,08	0,11		
Lachs in Dosen	21,10	8,93		178	23,48	2,47	7,67	9,23	0,05	0,03	0,17		11,50
Mehl und Mehlprodukte													
Mais (ganzes Korn)	9,20	3,80	71,00	375	0,26	9,87	8,44	0,75	0,19	0,36	0,20		
Roggen (ganzes Korn)	11,60	1,70	69,00	359	1,74	11,51	13,56	5,74		0,35	0,17		
Weizen (ganzes Korn)	11,70	2,00	69,30	363	0,35	14,23	12,84	2,18		0,48	0,14		
Haferflocken	13,80	6,60	66,20	402	0,13	6,58	9,21	3,29		0,40	0,14		
Reis (unpoliert)	7,40	2,20	75,40	371	0,43	9,79	3,84	1,15		0,41	0,09		
Reis (poliert)	7,00	0,62	78,70	368	0,26	2,30	2,63	0,30		0,06	0,03		
Hafergrütze	13,90	5,84	67,10	399	0,28	5,84	7,88	3,34		0,60	0,22		
Weizengrieß	10,30	0,79	75,30	370	0,04	1,01	2,86	0,85		0,12	0,03		
Hafermehl	14,90	7,15	65,80	410	0,26	10,77	6,86	2,73		0,56	0,12		

Maismehl	8,95	2,82	73,60	376	0,04	3,62	3,07	0,90	0,10	0,44	0,13	
Roggenmehl (Typ 1150)	8,96		75,10	356	0,04	5,51	7,60	1,00		0,22	0,08	
Weizenmehl (Typ 550)	10,60	1,13	74,00	370	0,13	2,06	3,22	0,80	0,09	0,11	0,08	
Kartoffelstärke	0,57	0,10	83,40	361	0,33		0,38	1,75				
Reisstärke	0,76		85,00	361	2,65	1,64	0,20	1,00				
Tapiokastärke	0,58	0,24	86,10	366	0,17	0,25	0,51	0,60			0,10	
Maisfrühstücksflocken	7,70	0,60	82,50	388	39,78	1,40	3,56	0,65		0,04	0,05	
Weizenkeime	26,60	9,20	46,00	400	0,22	27,63	21,41	3,44	0,20	2,01	0,72	
Weizenkleie	16,00	4,65	51,20	361	0,09	48,52	35,56	2,15	0,02	0,65	0,51	
Brot												
Roggenbrot	6,40	1,00	51,20	253	9,57	0,58	2,56	1,00		0,16	0,12	
Roggenvollkornbrot	7,30	1,20	46,40	239	18,44	3,70	7,44	2,15		0,18	0,15	
Brötchen	6,80	0,50	57,50	278	21,13	1,87	2,94	1,20		0,07	0,03	
Weißbrot	8,20	1,20	50,10	259	16,74	1,97	3,38	2,89		0,08	0,06	
Grahambrot (Weizen-schrotbrot)	8,40	1,00	48,20	250	16,09	3,45	5,35	2,50		0,21	0,11	
Knäckebrot	10,10	1,40	77,20	383	20,13	5,59	11,15	2,74		0,20	0,18	
Pumpernickel	6,83	0,92	49,40	247	16,09	6,58	8,65	2,74		0,05		
Steinmetzbrot (Mischbrot)	7,63	1,00	50,00	254	18,26	10,03	7,03	1,30		0,20	0,08	
Zwieback (eifrei)	9,90	4,30	75,60	403	11,44	1,32	4,09	2,10		0,10	0,08	
Eierteigwaren	13,00	2,90	72,40	390	0,30	6,09	4,02	1,00	0,01	0,20	0,08	
Gemüse												
Möhren	1,00	0,22	7,27	34	1,96	1,73	7,21	1,75	4,00	0,06	0,05	5,70
Kartoffeln	2,05	0,11	18,50	87	0,14	2,06	11,33	0,47		0,11	0,05	17,00
Kohlrabi	1,94	0,10	4,45	26	0,43	3,95	10,03	3,74	0,14	0,05	0,04	53,00
Porree	2,24	0,34	6,27	38	0,22	1,48	5,76	4,34	0,02	0,10	0,06	30,00
Meerrettich	2,80	0,30	15,30	76	0,39	2,71	14,71	5,24	0,01	0,14	0,11	114,00
Radieschen	1,05	0,14	3,51	19	0,74	0,66	6,52	1,70	0,01	0,03	0,03	29,00
Rote Rübe	1,53	0,10	7,58	37	3,74	0,12	8,59	1,45	0,01	0,02	0,04	10,00
Schwarzwurzel	1,39	0,43	16,30	74	0,22	1,89	8,19	2,64	0,01	0,11	0,03	4,00
Knollensellerie	1,55	0,33	7,37	38	3,35	0,76	8,21	3,39	0,01	0,03	0,07	8,25
Spargel	1,90	0,14	2,90	20	0,17	1,44	5,30	1,05	0,02	0,11	0,12	21,00
Zwiebel	1,25	0,25	9,55	45	0,39	0,66	4,48	1,55	0,01	0,03	0,02	8,50
Artischocke	2,40	0,12	12,20	61	2,04	2,14	9,03	2,64	0,05	0,14	0,01	7,60

Nahrungsmittel in 100 g	E g	F g	Kh g	Kal	Na mval	Mg mval	K mval	Ca mval	A mg	B_1 mg	B_2 mg	C mg	D µg
Blumenkohl	2,46	0,28	3,93	28	0,70	1,40	8,39	1,00	0,02	0,11	0,10	69,80	
Broccoli	3,30	0,20	4,40	33	0,56	1,97	11,87	5,24	0,75	0,09	0,21	114,00	
Brunnenkresse	1,60	0,30	2,90	21	0,52	2,80	7,06	8,98	1,34	0,08	0,17	51,00	
Endivie	1,75	0,20	2,05	17	2,30	1,07	8,85	2,69	0,57	0,05	0,12	9,40	
Aubergine	1,24	0,18	4,63	25	0,27	0,90	6,80	0,65	0,02	0,04	0,05	5,00	
Feldsalat	1,84	0,36	2,85	22	0,17	1,05	10,77	1,75	2,00	0,07	0,08	35,00	
Grünkohl	4,30	0,90	5,10	45	1,83	2,55	12,53	10,58	2,05	0,10	0,25	105,00	
Kopfsalat	1,25	0,22	2,17	16	0,43	0,90	5,73	1,85	0,40	0,06	0,08	13,00	
Chicorée	1,30	0,18	2,27	16	0,19	1,07	4,91	1,27	0,65	0,05	0,03	10,20	
Mangold	2,13	0,28	2,89	23	3,91	5,35	9,62	5,14	1,75	0,09	0,16	39,00	
Rhabarber	0,60	0,14	3,30	18	0,09	1,07	6,91	2,59	0,04	0,03	0,03	10,00	
Rosenkohl	4,45	0,56	7,14	51	0,30	1,64	10,51	1,45	0,24	0,11	0,16	104,00	
Rotkohl	1,50	0,18	4,75	27	0,17	1,48	6,80	1,75	0,02	0,06	0,05	50,00	
Spinat	2,52	0,30	3,43	26	2,83	4,77	16,19	6,29	2,10	0,11	0,23	52,00	
Weißkohl	1,37	0,20	4,24	24	0,57	1,89	5,81	2,30	0,02	0,04	0,04	45,80	
Wirsingkohl	2,95	0,38	4,37	33	0,39	0,99	7,21	2,35	0,02	0,05	0,05	45,00	
Gurke	0,60	0,20	1,30	9	0,39	0,66	3,61	0,75	0,09	0,01	0,03	7,50	
Kürbis	1,10	0,13	5,46	28	0,04	0,66	9,80	1,10	0,48	0,04	0,06	9,00	
Paprikafrüchte	1,17	0,33	4,73	28	0,08	0,99	5,42	0,56	0,30	0,06	0,05	139,00	
Tomate	0,95	0,21	3,28	18	0,27	1,64	7,60	0,70	0,41	0,05	0,03	24,20	
Bohnen (grün)	2,24	0,26	5,00	33	0,07	2,14	6,55	2,53	0,15	0,07	0,14	19,50	
Bohnen (weiß)	21,30	1,60	57,60	352	0,09	10,86	33,51	5,29		0,46	0,16	2,50	
Erbsen (grün)	6,55	0,48	12,60	87	0,09	2,71	7,78	1,20	0,19	0,30	0,16	25,00	
Erbsen (reif, geschält)	22,90	1,40	60,70	370	1,30	10,28	24,15	2,25	0,11	0,71	0,21	1,30	
Linsen (getrocknet)	23,50	1,40	56,20	354	0,17	6,33	20,72	3,69	0,05	0,43	0,26	3,00	
Sojamehl (vollfett)	37,30	20,60	26,40	469	0,17	19,33	47,83	9,73		0,03	0,77	0,28	
Petersilie (Blatt)	4,43	0,36	9,82	61	1,43	3,37	25,58	12,23	3,60	0,14	0,30	166,00	
Schnittlauch	3,58	0,74	8,36	55	0,13	3,62	11,10	8,33	0,15	0,14	0,15	47,00	
Erbsen, grün (in Dosen)	5,20	0,43	12,40	79	9,17	2,22	3,45	1,45	0,18	0,12	0,07	9,60	
Möhren (in Dosen)	0,58	0,33	6,09	29	2,65	0,41	3,58	1,20	3,64	0,02	0,02	2,50	
Spargel (in Dosen)	1,90	0,30	2,30	19	15,44	0,85	2,66	0,85	0,18	0,06	0,08	15,00	
Tomaten (in Dosen)	1,15	0,20	3,60	20	0,39	1,10	5,88	1,25	0,30	0,06	0,02	16,50	
Tomatenmark	2,30	0,50	9,00	49	25,65	4,14	29,67	2,99	0,62	0,09	0,05	9,00	
Sauerkraut (abgetropft)	1,52	0,31	3,98	26	15,44	1,27	7,37	2,40	0,01	0,02	0,05	20,00	

Pilze													
Champignon	2,76	0,24	2,85	24	0,26	1,07	12,43	0,45		0,10	0,44	5,00	4,18
Pfifferlinge	1,52	0,49	3,00	22	0,13		12,97	0,40		0,02	0,23	6,00	8,25
Steinpilze	2,77	0,40	4,84	33	0,26		12,43	0,45		0,03	0,37	2,50	8,30
Trüffel	5,53	0,51	7,42	56	3,35	1,97	13,46	1,20					
Obst													
Apfel	0,34	0,40	12,60	55	0,13	0,53	3,68	0,35	0,02	0,04	0,03	12,00	
Birne	0,47	0,29	12,80	56	0,09	0,64	3,22	0,50	0,02	0,03	0,04	4,60	
Quitte	0,42	0,50	15,50	68	0,09	0,66	5,14	0,51	0,01	0,03	0,03	13,00	
Aprikosen	0,90	0,13	12,30	54	0,09	0,76	7,11	0,80	0,09	0,04	0,05	9,40	
Kirschen (süß)	0,90	0,36	15,10	67	0,12	0,90	5,86	0,84	0,04	0,04	0,04	15,00	
Kirschen (sauer)	0,90	0,50	13,00	60	0,09	0,66	2,92	0,90	0,02			12,00	
Mirabellen	0,73	0,20	15,50	67	0,03	1,23	5,88	0,60	0,08	0,13	0,02	7,20	
Pfirsiche	0,76	0,11	10,50	46	0,06	0,76	5,24	0,39	0,22	0,03	0,05	9,50	
Pflaumen	0,60	0,17	14,50	62	0,07	0,82	5,65	0,69	0,11	0,07	0,04	5,40	
Reineclaude	0,79	0,10	17,30	72	0,03	0,79	6,22	0,66	0,09	0,07	0,04	5,80	
Brombeeren	1,20	1,00	8,60	48	0,13	1,97	4,83	1,45	0,13	0,03	0,04	17,00	
Erdbeeren	0,82	0,40	7,48	37	0,11	1,23	3,76	1,30	0,25	0,03	0,05	64,00	
Heidelbeeren	0,60	0,60	13,60	62	0,04	0,20	1,66	0,50	0,07	0,02	0,02	22,00	
Himbeeren	1,30	0,30	8,07	40	0,13	2,74	4,35	2,00	0,05	0,02	0,05	25,00	
Holunderbeeren	2,53		9,10	46	0,02		7,80	1,75	0,18	0,06	0,07	18,00	
Johannisbeeren (rot)	1,13	0,20	9,66	45	0,06	1,07	6,08	1,45	0,02	0,04	0,03	36,00	
Johannisbeeren (schwarz)	1,28	0,22	12,40	57	0,07	1,40	7,93	2,30	0,07	0,05	0,04	177,00	
Preiselbeeren	0,28	0,53	9,90	46	0,09	0,45	1,83	0,70	0,01	0,01	0,02	12,00	
Stachelbeeren	0,80	0,15	8,77	44	0,07	1,23	5,19	1,45	0,10	0,01	0,01	35,00	
Weintrauben	0,68	0,28	16,80	72	0,08	0,76	4,91	0,90	0,03	0,05	0,03	4,20	
Ananas	0,46	0,15	13,20	56	0,09	1,40	4,43	0,80	0,03	0,08	0,03	20,00	
Apfelsine	1,00	0,20	12,00	54	0,06	1,15	4,53	2,10	0,05	0,08	0,04	50,00	
Banane	1,15	0,18	23,30	99	0,04	2,96	10,05	0,43	0,06	0,04	0,06	12,00	
Grapefruit	0,70	0,20	9,80	31	0,09	0,99	4,63	1,00	0,01	0,05	0,03	45,00	
Mandarine	0,70	0,30	10,60	48	0,05	0,90	5,37	1,65	0,17	0,06	0,03	30,00	
Wassermelone	0,60	0,20	5,00	24	0,02	0,24	4,04	0,52	0,18	0,04	0,05	6,00	
Feige (frisch)	1,30	0,50	15,70	73	0,09		6,14	2,69	0,02	0,06	0,05	3,30	
Nüsse													
Erdnüsse (ger. u. gesch.)	26,40	49,40	17,60	650	0,25	14,97	19,88	3,24		0,25	0,14		

Nahrungsmittel in 100 g	E g	F g	Kh g	Kal	Na mval	Mg mval	K mval	Ca mval	A mg	B_1 mg	B_2 mg	C mg	D µg
Haselnüsse	14,10	61,60	13,70	694	0,09	12,83	16,27	11,28	0,03	0,39	0,21	3,00	
Edelkastanie	2,92	1,90	42,80	211	0,07	3,70	18,09	1,65	0,01	0,20	0,21	27,00	
Kokosnuß	3,92	36,50	10,30	399	1,52	3,21	9,69	1,00		0,06		2,00	
Mandeln (süß)	18,30	54,10	16,00	651	0,13	13,98	21,36	12,57		0,22	0,62	0,80	
Paranüsse	14,00	66,80	7,27	714	0,09	13,16	16,47	6,34		1,00	0,03		
Walnüsse	14,40	62,50	14,20	705	0,10	10,61	13,92	4,34	0,02	0,34	0,12	2,60	
Trockenobst													
Aprikosen	5,00	0,50	70,20	306	0,48	4,11	35,04	4,09	2,31		0,11	11,00	
Datteln	1,85	0,53	73,20	305	1,52	4,11	16,63	3,14	0,02	0,03	0,07	3,00	
Feigen	3,54	1,30	61,50	272	1,74	5,76	21,74	9,63	0,02	0,12	0,08	2,50	
Pfirsiche	3,00	0,60	65,90	282	0,39	4,44	34,27	2,20	1,17	0,01	0,12	16,70	
Pflaumen	2,30	0,60	69,40	293	0,35	2,63	21,08	2,05	0,48	0,15	0,12	4,00	
Weinbeeren (Rosinen)	2,25	0,50	64,20	271	6,26	5,35	16,12	1,55	0,02	0,12	0,05	1,00	
Obstkonserven													
Pfirsiche (ohne Kerne)	0,42	0,06	18,80	77	1,09	0,44	3,33	0,19	0,13	0,01	0,02	4,00	
Pflaumen (ohne Kerne)	0,48	0,11	22,10	91	0,50	0,41	3,02	0,51	0,07	0,02	0,02	1,50	
Oliven, grün (mariniert)	1,38	13,90	2,92	146	91,31	1,81	1,10	4,79	0,05	0,03	0,08		
Obstsäfte													
Apfelsaft	0,07		11,60	46	0,09	0,35	2,97	0,34	0,02	0,02	0,03	1,40	
Holunderbeersaft	2,02		7,54	38	0,04		7,37	0,25		0,03	0,06	26,00	
Traubensaft	0,21		17,60	79	0,11	0,72	3,79	0,65	0,01	0,03	0,02	1,70	
Sanddornbeerensaft	0,94	2,33		26	0,26		5,35	0,45				266,00	
Apfelsinensaft (frisch)	0,65	0,18	10,60	46	0,04	0,99	4,02	0,55	0,04	0,09	0,03	54,00	
Grapefruitsaft (frisch)	0,60	0,10	9,00	28	0,09	0,66	3,30	0,40		0,04	0,02	40,00	
Zitronensaft (frisch)	0,33	0,10	7,90	24	0,09	0,04	3,63	0,70		0,05		55,00	
Gemüsesäfte													
Karottensaft	0,63		6,00	27	2,26		5,60	1,35	1,31			3,78	
Tomatensaft (ungesalzen)	1,00	0,20	3,90	21	10,00	0,58	5,88	0,35	0,24	0,05	0,02	16,00	
Rote-Rübensaft	1,08		9,53	42	8,70		6,19	0,10				2,90	

Süßigkeiten												
Blütenhonig	0,38		80,80	305	0,30	0,45	1,20	0,22		0,03	0,05	2,40
Zucker (Rohr- od. Rübenz.)			99,80	394	0,01	0,01	0,05	0,05				
Marzipan	8,00	18,00	64,30	457	0,22		5,35	2,15		0,10		
Kakaopulver (entölt)	19,80	24,50	37,90	472	1,61	34,05	49,11	5,69		0,09	0,11	
Vollmilchschokolade	9,10	32,80	54,70	563	2,52	8,55	10,74	10,68	0,04	0,08	0,39	
Verschiedenes												
Kaffee (geröstet), Pulver*	13,30	12,80	47,20	371	0,16	16,53	44,25	7,29		0,07	0,18	
Tee (Schwarzer Tee), getrocknet*	26,00	5,10	44,40	342	0,26	15,13	45,79	15,07		0,02	0,95	
Bäckerhefe, gepreßt	16,70	1,18	6,72	102	1,48	4,85	16,60		1,40		1,43	2,31
Tomatenketchup	2,00	0,40	24,10	107	56,52	1,72	20,46	0,60		0,06	0,06	11,00
		Alkohol										
Whisky (Scotch)**		35,00		245	0,01		0,02					
Portwein**		15,00	14,00	161	0,17	0,82	1,92	0,25				
Rum i. D.**		35,10		246	0,09		0,08					
Bier i. D.**		3,50	4,00	47	0,22		0,97	0,20		0,03		
Most i. D.**		5,20	1,00	40	0,30		1,84					

* Kaffee und Tee enthalten aufgebrüht, 100 g trinkfertig, ca. 2–5 Kalorien

** Wert nach ***„Documenta Geigy“*** Ernährungstabellen (revidierte Ausgabe 1975.) Selbstverlag Basel. Der kalorische Wert bei alkoholischen Getränken resultiert aus dem in der Tab. nicht aufgeführten Anteil an Alkoholkalorien

** i. D. = im Durchschnitt

sonstige Tabellenberechnung nach : SOUCI, FACHMANN, KRAUT: Die Zusammensetzung unserer Nahrungsmittel, Wiss. Verlagsgesellschaft, Stuttgart 1966–74, Tables Randoin, Paris 1974; Nahrungsmitteltabellen, Schall, Leipzig 1967

Tabelle 30 Umrechnungstabelle: Kalorien – Joule Kilokalorien – Kilojoule

1 cal = 4,186 J   1 kcal = 4,186 kJ   1 kJ = 0,24 kcal

1 kcal = 4,186	10 kcal = 41,868	20 kcal = 83,736	30 kcal = 125,604	40 kcal = 167,472
2 kcal = 8,374	11 kcal = 46,055	21 kcal = 87,923	31 kcal = 129,791	41 kcal = 171,659
3 kcal = 12,560	12 kcal = 50,242	22 kcal = 92,110	32 kcal = 133,978	42 kcal = 175,846
4 kcal = 16,747	13 kcal = 54,428	23 kcal = 96,296	33 kcal = 138,164	43 kcal = 180,032
5 kcal = 20,934	14 kcal = 58,615	24 kcal = 100,483	34 kcal = 142,351	44 kcal = 184,219
6 kcal = 25,121	15 kcal = 62,802	25 kcal = 104,670	35 kcal = 146,538	45 kcal = 188,406
7 kcal = 29,308	16 kcal = 66,989	26 kcal = 108,857	36 kcal = 150,725	46 kcal = 192,593
8 kcal = 33,494	17 kcal = 71,176	27 kcal = 113,044	37 kcal = 154,912	47 kcal = 196,780
9 kcal = 37,681	18 kcal = 75,362	28 kcal = 117,230	38 kcal = 159,098	48 kcal = 200,966
	19 kcal = 79,549	29 kcal = 121,417	39 kcal = 163,285	49 kcal = 205,153
50 kcal = 209,340	60 kcal = 251,208	70 kcal = 293,076	80 kcal = 334,944	90 kcal = 376,812
51 kcal = 213,527	61 kcal = 255,395	71 kcal = 297,263	81 kcal = 339,131	91 kcal = 380,999
52 kcal = 217,714	62 kcal = 259,582	72 kcal = 301,450	82 kcal = 343,318	92 kcal = 385,186
53 kcal = 221,900	63 kcal = 263,768	73 kcal = 305,636	83 kcal = 347,504	93 kcal = 389,372
54 kcal = 226,087	64 kcal = 267,955	74 kcal = 309,823	84 kcal = 351,691	94 kcal = 393,559
55 kcal = 230,274	65 kcal = 272,142	75 kcal = 314,010	85 kcal = 355,878	95 kcal = 397,746
56 kcal = 234,461	66 kcal = 276,329	76 kcal = 318,197	86 kcal = 360,065	96 kcal = 401,933
57 kcal = 238,648	67 kcal = 280,516	77 kcal = 322,384	87 kcal = 364,252	97 kcal = 406,120
58 kcal = 242,834	68 kcal = 284,702	78 kcal = 326,570	88 kcal = 368,438	98 kcal = 410,306
59 kcal = 247,021	69 kcal = 288,889	79 kcal = 330,757	89 kcal = 372,625	99 kcal = 414,493

Literatur

Böhlau, V.: Alter und Ernährung. Schattauer, Stuttgart 1972

Capelle, W.: Hippokrates. Fischer, Frankfurt 1955

Cremer, H. D., L. Heilmeyer, H.-J. Holtmeier, D. Hötzel, H. A. Kühn, J. Kühnau, N. Zöllner: Ernährungslehre und Diätetik, Bd. II/1 u. 2 und Bd. III. Thieme, Stuttgart 1972, 1974 und 1978

Deutsche Gesellschaft für Ernährung: Ernährungsbericht 1972 und 1976. Umschau, Frankfurt 1972 und 1976

Diem, K., C. Lentner: Wissenschaftliche Tabellen, Documenta Geigy, 7. Ausg. Thieme, Stuttgart 1975

Doberauer, W.: Handbuch der praktischen Geriatrie. Enke, Stuttgart 1966

Fischbach, E.: Grundriß der Physiologie und physiologischen Chemie, 10. Aufl. Müller & Steinicke, München 1967

Glatzel, H.: Verhaltensphysiologie der Ernährung. Urban & Schwarzenberg, München 1973

Grosse-Brockhoff, F.: Pathologische Physiologie, 2. Aufl. Springer, Berlin 1969

von Hahn, H. P.: Praktische Geriatrie. Karger, Basel 1975

Hauss, W. H., W. Oberwittler: Geriatrie in der Praxis. Springer, Berlin 1975

Hegglin, R.: Differentialdiagnose innerer Krankheiten, 13. Aufl. Thieme, Stuttgart 1975

Heilmeyer, L., H.-J. Holtmeier: Hochdruckforschung. Thieme, Stuttgart 1965

Heilmeyer, L., H.-J. Holtmeier, R. Schubert: Geriatrie. Thieme, Stuttgart 1966

Heyden, S.: Gesunde Kost – gesundes Herz, 2. Aufl. Thieme, Stuttgart 1975

Holtmeier, H.-J.: Fettsucht, Lehmann, München 1968

Holtmeier, H.-J.: Taschenbuch der Pathophysiologie, Bd. I u. II. Fischer, Stuttgart 1974 und 1977

Holtmeier, H.-J.: Diät bei Übergewicht und gesunde Ernährung, 6. Aufl. Thieme, Stuttgart 1975

Holtmeier, H.-J.: Abmagerungsdiät für übergewichtige Zuckerkranke, 2. Aufl., Thieme, Stuttgart 1976

Holtmeier, H.-J., L. Heilmeyer: Rezepttaschenbuch der Diätetik. Fischer, Stuttgart 1967

Hötzel, D.: Kleine Ernährungslehre, 5. Aufl. Schneider, Hohengehren 1974

Kaiser, H.: Der Mensch im Alter. Umschau, Frankfurt 1962

Lang, E.: Geriatrie. Fischer, Stuttgart 1976

Lang, K.: Biochemie der Ernährung. Steinkopff, Darmstadt 1970

Lang, K.: Wasser – Mineralstoffe – Spurenelemente. Steinkopff, Darmstadt 1974

Martin, E., J. P. Junod: Ein kurzes Lehrbuch der Geriatrie. Huber, Bern 1975

Mederer, W.: Der alternde Mensch und seine Ernährung. Diss. Freiburg 1965

Mehnert, H., H. Förster: Stoffwechselkrankheiten, 2. Aufl. Thieme, Stuttgart 1975

Nöcker, H., F. H. Schulz: Ernährung im Alter. Merck, Darmstadt 1961

Rein, H., M. Schneider: Einführung in die Physiologie des Menschen, 17. Aufl. Springer, Berlin 1976

Reuter, H.: Vitamine – Chemie und Klinik. Hippokrates, Stuttgart 1970

Robbers, H., K. J. Trautmann: Diätbuch für Zuckerkranke, 5. Aufl. Thieme, Stuttgart 1974

Sarre, H.: Nierenkrankheiten, 4. Aufl. Thieme, Stuttgart 1976

Schettler, G.: Fettstoffwechselstörungen. Thieme, Stuttgart 1971

Schlettwein-Gsell, D.: In: Ernährungslehre und Diätetik, hrsg. von Cremer/Heilmeyer/Holtmeier u. a., Thieme, Stuttgart 1974/78

Schwiegk, H.: Handbuch der inneren Medizin, Bd. III/1–2 und Bd. VII/4. Springer, Berlin 1969

Souci, S. W., W. Fachmann, H. Kraut: Die Zusammensetzung der Lebensmittel-Nährwerttabellen. Wissenschaftliche Verlagsgesellschaft, Stuttgart 1966–74

Statistisches Bundesamt: Das Gesundheitswesen der Bundesrepublik, Bd. V, hrsg. vom Bundesministerium für Jugend, Familie und Gesundheit. Kohlhammer, Stuttgart 1974

Statistisches Bundesamt: Bundesgesundheitsblatt Nr. 5 (1975) 18

Statistisches Bundesamt: Statistische Jahrbücher über Ernährung, Landwirtschaft und Forsten. Parey, Berlin versch. Jahrgänge

Welsch, A.: Krankenernährung, 3. Aufl. Thieme, Stuttgart 1975

Wirths, W.: In: Ernährungslehre und Diätetik, hrsg. von Cremer/Heilmeyer/Holtmeier u. a., Thieme, Stuttgart 1974/78

Wirths, W.: Lebensmittel in ernährungsphysiologischer Bedeutung. Schöningh, Paderborn 1972

Wirths, W.: Kleine Nährwerttabelle der Deutschen Gesellschaft für Ernährung e. V., 26. Aufl. Umschau, Frankfurt 1976

Wunderli, J.: Mensch und Altern. Karger, Basel 1974

Zöllner, N., G. Wolfram: Stoffwechsel – Ernährung – Endokrinium. Springer, Berlin 1975

Sachverzeichnis

A
Abführmittel 56, 58
Abmagerungsdiät 62
Alkohol 59, 152
Alkoholismus 53
Altersschwäche 18
Altersveränderungen 2
Aminosäuren 72f
Antike 3
Araber, diätetisch hygienische Therapie 4
Arbeit, körperliche 10
Arbeitsunfähigkeit 9
Arteriosklerose 17, 29, 87

B
Backwaren 77, 157
Ballaststoffe 12, 55
Blähungen 51, 53
Blutdruckwerte, Gesunde 30f
Bluthochdruck 26f
Böden, vegetationsarme 13
Bouillon 55
Brot 77, 157
Butter 85ff, 92, 153

C
Celsus 3
Cholesterin 55, 85f, 89

D
Darminfektionen 11
Dauerlauf 49
Diät 3
– natriumarme 142
– purinarme 148
Diuretika 54
Druckkochtöpfe 95
Düngung 13
Dünndarm 53
Durchfall 53
Durchschnittsgewicht 68f

E
Eier 75, 153
Eiweiß 15, 59, 71, 101
Eiweißträger 74
Ernährungsumstellung 67, 101
Ernährungsweise, Änderung 43f
Erwerbstätige 1
Essig 54

F
Fett 59, 83, 151
Fettsäuren, essentielle 83ff, 85
Fettsucht 47
Fettzufuhr 21, 84, 87
Fieber 4
– Diätschema 149
Fieberschübe 53
Fisch 74, 155
Fischwaren 74, 156
Fleisch 74, 153
Fleischwaren 74
Flüssigkeitszufuhr 92
Fruktose 76

G
Galen 3
Gallensäuren 53
Gebiß 51
Gefängnisse 45
Gemüse 12, 78, 157
Genußmittel 81
Gesamtfettmenge 89
Geschmacksempfindung 51
Getränke 80
Gewürze 55, 80
Gicht 147
Glukose 76
Grundumsatz 49
Gymnastik 49

H
Herz-Kreislauf-Gefäßleiden 11, 41
Herzgröße .48

Herzinfarkt 12, 14, 29, 32f, 85ff
Herzkrankheiten 53, 90
Herzkranzgefäßleiden 34, 41
Hippokrates 3
Hirnblutung 35f
Hülsenfrüchte 79
Hygiene 1

I
Idealgewicht 62, 68f
Innereien 74

K
Kalorienbedarf 59, 61
– höheres Alter 60
Kalzium 15, 90
Kartoffeln 78, 157
Käse 75, 153
Kauschwierigkeiten 134
Kniebeugen 49
Kochgeräte 95
Kochsalz 53ff, 80
– Zufuhr 92
Kohlenhydratanteil 12
Kohlenhydrate 59, 76
Körpergewicht, ideales 62ff
Krebs 20, 41
Kriegszeit 27
Küchenkräuter 79

L
Lebenserwartung 7, 62
Lebensweise 43
Leber-Galle-Schonkost 138ff
Leberkrankheiten 53
– Diät 138
Leichtarbeiter 45
Leistungsfähigkeit 48

M
Magen 52
Magen-Darm-Schonkost 135ff
Magenkrebs 12
Magnesium 15, 90
Mahlzeiteneinnahme 94
Margarine 89ff, 92, 153
Massage 55
Milch 75, 153
Milchprodukte 75, 159
Mineralstoffe 81
Mittelschwerarbeiter 45
Mund 51
Muskelmasse 60

N
Nährmittel 78, 157
Nährstoffe, empfohlene Mengen 70
– Zufuhr 64f, 97
Nährwerttabelle 152
Natriumarme Kost 142
Niederschläge 13
Nüsse 79, 159

O
Obst 12, 79, 159

P
Paracelsus 4
Pensionierungsalter 9
Pettenkofer 5
Pfannen 96
Pilze 79, 159
Platzbäuche 18
Pocken 11
Produktionssteigerung 46
Purinarme Kost 148

R
Regengebiete 15
Reizstoffe 55
Risikofaktoren 18

S
Salzbergwerke 27
Salzsäure 52f
Salzverbrauch 27
Schlaganfall 29, 37
Schonkost 134
– Leber-Galle 138ff
– Magen-Darm 135ff
Schwerarbeiter 45
Schwerstarbeiter 45
Schwimmen 49
Speichel 51
Speiseröhre 52
Sportler 48
Spurenelemente 81
Süßigkeiten 77, 161
Syphilis 11

T
Teigwaren 78, 157

Todesursachen 39, 42
Tuberkulose 11

U
Übergewicht 11, 25, 38
Unwohlsein 51

V
Verdauung 51
– Fette 53
– Kohlenhydrate 53
– Schwierigkeiten 134
Verkrampfung 57
Verstopfung 55
Vitamin D 15
Vitamine 81
Vitaminpräparate 82
Vollkost 103

W
Wasserbilanz 93
Wassersucht 53
Wurst 74, 155

Z
Zucker 78
Zuckerkrankheit 21f